U0344849

# 健康上海绿皮书

## （2019）

王玉梅　杨雄　主编

上海人民出版社

# 目 录

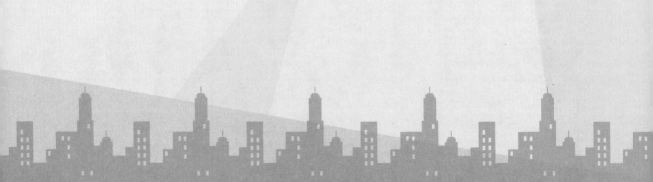

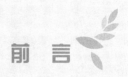

# 前 言

2016 年 10 月,中共中央、国务院印发《"健康中国 2030"规划纲要》,党的十九大报告更是将实施健康中国战略纳入国家发展的基本方略,把人民健康置于"民族昌盛和国家富强的重要标志"地位。2019 年 6 月,国务院办公厅发布《国务院关于实施健康中国行动的意见》以及《健康中国行动组织实施和考核方案》,国家层面开始全力推进健康中国行动。上海在大健康领域起步较早,2017 年 9 月,中共上海市委、上海市人民政府印发《"健康上海 2030"规划纲要》。近两年健康上海建设有序推进,取得明显进展。健康生活方式日益普及,健康服务能力稳步提高,健康保障体系更加健全,健康环境持续改善,健康产业进一步发展。2019 年 8 月,《健康上海行动》发布,在对照国家 15 个行动任务的基础上,上海增加了健康服务体系优化和长三角健康一体化、健康信息化、健康国际化等内容,最终形成 18 个重大专项行动、100 条举措,按照 2022 年和 2030 年两个时间节点,分步推进实施。

为了更好地推动健康上海建设,需要系统地观测健康上海建设的现状和趋势,客观评价健康上海建设水平,及时发现问题与瓶颈，总结经验和规律，上海社会科学院健康经济与城市发展研究中心每年组织编写《健康上海绿皮书》。2018年，第一本绿皮书正式出版。今年的《健康上海绿皮书（2019）》延续了去年的基本架构，全书以《"健康上海2030"规划纲要》为指导，紧紧围绕《健康上海行动》中提到的中心工作，聚焦健康上海"普及健康生活、优化健康服务、完善健康保障、建设健康环境、发展健康产业"五大战略举措，通过总报告与分报告相结合的方式，力求以翔实的数据、客观的分析，深入探讨健康上海建设并提出有针对性的政策建议。

总报告板块中，《〈"健康上海2030"规划纲要〉评估》对近两年健康上海建设的现状与进展进行了综合评估；《健康上海指数报告（2019）》用数据阐述事实，从健康上海的各个维度、政府推进、市民参与和社会协同、客观水平与主观感受等层面，全景展现"健康上海2030"的推进状况；《从爱国卫生运动到健康上海行动》则从爱国卫生运动、健康城市建设和健康上海行动分三个阶段回顾了健康上海建设的历程。分报告立足于《"健康上海2030"规划纲要》中健康生活、健康服务、健康保障、健康环境、健康产业五大领域，从细处出发，深入剖析健康上海建设的各个领域进展。案例部分集中展示了各区的相关特色与经验。

本书在研究和编撰过程中，得到了上海市卫生健康委员会、上海市科学技术委员会、申康医院发展中心、黄浦区体育局、徐汇区卫生健康委员会、奉贤区政府、上海市食品药品研究中心、上海市环境科学研究院等的支持和帮助，在此一并表示感谢。

上海社会科学院健康经济与城市发展研究中心

2019 年 9 月

总报告

# 《"健康上海2030"规划纲要》评估

王玉梅　孙　洁　于　宁　虞　震　顾丽英\*

《"健康上海2030"规划纲要》实施以来，健康上海建设有序推进，取得明显进展。健康生活方式日益普及，健康服务能力稳步提高，健康保障体系更加健全，健康环境持续改善，健康产业进一步发展。

## 一、健康生活意识日益普及

### 1. 全民健康教育广泛开展

一是健康文化教育和宣传成效显著。全媒体融合的健康教育平台初步建立。以疾病为中心转向以健康为中心，命名首批22家"上海市健康科普文化基地"，举办解放健康讲坛、新民健康大讲堂、文汇中医药文化讲堂等，引导市民形成个人是自己健康第一责任人的理念。配合卫生健康热点话题和市民关心的健康问题进行有重点的宣传，制作《幸福延长线》《名医坐堂—健康人生》《活到100岁》等品牌节目。不断加强"健康上海12320""无烟上海""上海大众卫生报"等微博微信平台的维护。市民健康素养水平稳步上升，提前完成并超过2020年预期目标。从2008年开始，

\* 作者系上海社会科学院科研人员。

上海连续 11 年开展健康素养监测，数据显示，2018 年上海市民总体健康素养水平为 28.38%，较 2017 年绝对值上升 3.02 个百分点，较 2016 年绝对值增长 6.31%。已提前达到并超过"健康上海 2020"中 25% 的预期目标。各级各类健康教育基地建设稳步推进，已经形成健康教育网络的制度化、系统化与常态化格局。截至 2018 年底，上海共完成 6 个国家健康促进区试点建设，其中建成 305 家健康促进学院、146 家健康促进医院、156 家健康促进机关、116 家健康促进企业和 544 个健康促进社区。推进国家级健康促进医院试点建设，其中 48 家医院通过验收。积极制定、修订健康教育和健康促进工作规范和相关标准，2018 年发布《社区健康咨询服务点工作规范》地方标准。截至 2018 年底，全市已建立 4518 个社区健康咨询服务点，其中 162 家已经开展标准化咨询点建设，基本覆盖各区县社区。2018 年上海二、三级医疗机构门诊健康教育综合指数在 2016 年 7.14 和 2017 年 8.04 的基础上持续提升，为 8.14（总分为 10）。

二是职工健康管理走向规范化与专业化。企业保护员工健康权益的意识在不断增强。根据不同的工作类型和岗位建立健康档案，相关单位配送专业服务，在职工职场健康管理、职场健康服务、职场健康激励等方面已经建立了相关合作机制。2018 年组织全市 16 个区的 35 家职业健康检查机构、8 家职业病诊断机构参与职业健康监测工作。《职业病防治法》的宣传受众面逾 13 万人次。职工文化体育建设仍在不断探索。

三是市民健康自我管理小组更加规范有序。2018 年制定并推行《关于加强本市市民健康自我管理小组建设的实施意见》《上海市市民健康自我管理小组建设分级管理试行标准（2018 版）》，分级纳管的小组数量合计 6580 个，并委托专业第三方对小组日常活动进行技术指导和质控，多维度评估小组活动质量。围绕糖尿病、高血压等重点慢性疾病以及膳食营养、科学运动等主要生活方式影响因素，推进健康自我管理标准化课程开发。开展健康自管小组活动电子记录簿的微信轻应用开发工作。截至2018年底，全市累计健康自我管理小组3.05万个，参加市民达53万人。

四是无烟环境的社会共治取得成效。《上海市公共场所控制吸烟条例》修正案于2017年3月1日正式生效实施，法定禁烟区域的无烟状况进一步趋好，无烟示范场所建设有新的进展。全市新创52家"上海市无烟单位"，105家无烟单位经复审合格。以开展全市公务人员戒烟大赛随访评估等为抓手，探索建立和完善戒烟服务网络。监测数据显示，2018年共监测16个区的1771个场所，结果显示：场所的控烟状况进一步改善。"无烟具"场所、"无烟蒂"场所和"室内无吸烟室"场所分别为93.7%、88.5%和98.0%，较2017年9月上升0.4、0.4和1.8个百分点。场所内吸烟发生率进一步降低。监测结果为15.4%，与2017年9月相比下降了0.9个百分点。"对吸烟行为有人劝阻或执法"的场所从46.6%增长至49.3%，上升2.7个百分点。成人吸烟率呈下降趋势，场所内人群吸烟率降至0.84%。控烟场所工作人员对控烟知识知晓率有所提高。"吸烟导致中风""过滤嘴不能降低吸烟危害""被动吸烟危害不比主动吸烟危害小"和"人人享有无烟环境权利"这4个核心知识点的知晓率分别为76.2%、40.6%、70.6%和97.0%，较2017年9月分别上升1.3、0.6、1.3和0.7个百分点。

2．学校健康教育扎实推进

一是建构完善的顶层设计框架。搭建"1+3+8+16+X"学生心理健康教育和服务工作框架。"1"指上海学生心理健康教育发展中心，"3"指上海高校心理咨询协会、上海市中小学心理辅导协会和上海教育人才交流服务协会，"8"指8个高校示范中心，"16"指16个区心理辅导中心，"X"代表全市各大中小学的心理健康教育中心和心理辅导室。二是心理健康教育达标校和示范校建设持续稳步推进。共建成1个全国高校心理健康教育示范中心，8个上海高校心理健康教育示范中心，16所全国中小学心理健康教育特色学校、4个上海未成年心理健康教育示范中心、72所上海中小学心理健康教育示范校。三是健康教育课程建设更具针对性。分年龄段开展健康行为与生活方式、疾病预防、心理健康、生长发育与青春期保健、生殖健康、安全应急与避险等健康教育。四是心理健康教育教师队伍培养趋于常态化。每年开展中小学心理健康教育骨干教师的高端培训。开展全市中小学卫生保健师资人员培训。五是初步建立危机排摸和预警机制，推出上海学校心理微信公众号，编写《危机干预手册》。

### 3. 便民体育设施便民利民

一是以社区为重点的体育设施建设更加多样化。将社区体育设施纳入政府实事项目，利用公园、绿地、沿江、沿河、沿湖、楼宇、厂房、仓库等区域布局群众健身设施。二是体绿结合推进嵌入式体育设施建设获得了市民高度认同。在黄浦江、苏州河两岸贯通开放过程中同步建设漫步道、跑步道、骑行道等健身设施。三是体育健身设施基本实现城乡社区全覆盖，场地面积达到2020年预期目标还有距离。全市体育场地面积逐年增长，2015年为4285.82万平方米，2016年为4447.36万平方米，2017年为4742.61万平方米，保持了年均3%以上的增长，但距离2020年的目标6100万平方米仍有较大差距。人均体育场地面积从2013年底的1.72平方米增加到2017年底的1.96平方米。累计建成社区健身苑点13103个、市民球场473处、市民健身步道639条、社区市民健身中心38个、市民游泳池35

个、市民健身房 167 个、农民体育健身工程 1064 个。四是体育健身设施建设和管理并重取得了较好效果。公共体育设施向市民免费或低价公益性开放，学校体育设施向社会开放，同时鼓励各区因地制宜探索"共享球场"等"互联网＋体育设施"管理模式，提高了社区体育设施的利用效率和服务质量。

### 4. 全民健身风气逐渐形成

一是上海城市业余联赛、市运会等赛事活动参与人次创历史新高。2017 年创办上海城市业余联赛，参与人数超过百万，其中 20—60 岁的参赛者超过 70%。2018 年上海城市业余联赛，共举办各级各类赛事活动超 6000 场次，参与人次达 240 万。第十六届上海市运动会规模、设项、影响超越历届市运会，同时吸引 220 万人次青少年参加各类活动。二是其他各类赛事活动蓬勃开展。以球类、操舞、游泳、路跑、城市定向等为代表的全民健身赛事活动丰富多彩。

### 5. 重点人群体育活动日趋丰富

一是青少年体育活动促进计划在学校、社区、家庭"三位一体"的运作模式下得以积极推动。创新开展青少年体育公益培训、广泛开展青少年暑期社区体育配送。组织青少年体育俱乐部联赛，年均举办青少年体育赛事活动 200 余个。举办上海市学生阳光体育大联赛、暑期学生阳光体育系列比赛、暑期系列体育夏令营等活动。实施"草根教练"培育计划，培训足球、篮球、射箭、高尔夫球、旱地冰球、网球、象棋等项目基层教练 2000 余人。二是各类人群体育文化生活更加丰富。建设了 10 个职工体育示范基地；丰富农村体育设施和赛事活动；依托社会组织，开展有特色的赛事活动，丰富老年人和残疾人的体育文化生活。

7

### 6. 体医结合不断完善

一是多渠道尝试体医结合新模式。试点建设 9 个社区体医联建站，开展"你点我送"社区体育服务配送。共完成健身技能培训、讲座等配送5180 场，服务市民 16 万人次；发挥社会体育指导员协会作用，截至 2017年底全市共有社会体育指导员 56676 名。二是科学健身指导惠及市民。广泛开展面向市民的科学健身指导、公益性健身技能培训和体质测试等服务。三是学生体质监测初步形成网络化机制。建设 16 个区学生体质健康监测中心，建成市、区、校三级测试网络。在全国率先建立"学校体育运动伤害保障基金"，健全完善校园体育运动伤害预防和保障机制。

## 二、健康服务能力有效提升

### 1. 公共卫生服务能力进一步加强

一是基本公共卫生服务更加普及。落实财政对基本公共卫生服务经费的支出责任，人均经费逐年增加。"60 岁以上老年人肺炎疫苗接种"和"社区居民大肠癌筛查"项目继续实施。

二是分级分类的慢性病综合防治网络逐步形成。糖尿病预防诊治和脑卒中预防救治服务体系建设稳步推进。建成"市—区—社区"三级规范救／诊治服务网络和预防控制网络。组织实施脑卒中高危人群筛查和干预工作，每年筛查服务约 40 万—50 万人；组织开展糖尿病高危人群筛查和患者并发症筛查，累计为超过 100 万人开展风险评估、高危筛查 40 余万人，并发症筛查 30 余万人。推进社区慢性病筛查、管理和干预，社区慢性病患者健康管理进一步强化。截至 2018 年底，管理高血压患者 225.8 万人，规范管理率 86.07%，报告血压控制率 80.31%；管理糖尿病患者 73.3 万人，规范管理率 84.43%。高血压、糖尿病患者家庭医生"1+1+1"医疗机构组合<sup>①</sup>签约率超过 84%。儿童近视和龋齿防治工作取得新的进展。累计为 186.8 万名 4—18 岁儿童青少年建立了屈光发育档案，累计开展筛查服务 353.2 万人次。继续组织实施全市儿童口腔健康检查、早期龋齿充填、适龄龋高危儿童窝沟封闭和口腔综合防治措施干预，累计建立儿童口腔健康电子档案 415 万份。推进肿瘤早期发现和早诊早治，大肠癌诊断早期比例提高至 52.7%。

三是传染病防控工作有序推进。传染病监测和报告体系进一步完善。继续推广肠道传染病综合监测，试点进行呼吸道症状综合监测。继续高质量实施学校缺勤缺课网络报告，信息及时上报率达 97.9%，核对符合率达 99.90%。国家致病菌识别网实现"全覆盖"，完善传染病病原综合检测平台和病原微生物网络实验室体系。继续推进预防接种门诊规范化建设，超过 90% 门诊已完成建设。不断优化免疫规划策略，2018 年将水痘疫苗纳入上海市免疫规划，各类免疫规划疫苗报告接种率均达 99%。建成上海市疫苗和预防接种综合管理信息系统。并启动预防接种异常反应补偿保险工作。全市艾滋病、结核病疫情继续维持低流行水平，是全国疫情最低的地区之一。2018 年，上海市常住人口甲乙类传染病总发病率达到历史最低水平。探索建立长三角区域联防联控平台。已完成长三角地区流感（禽流感）综合监测信息平台和长三角联防联控协同业务平台的构建，探索建立了基于传染病疫情综合信息报告和管理平台的跨部门跨地区重大传染病防控创新模式。

9

① 即居民在自愿与家庭医生签约基础上，再选择 1 家区级和 1 家市级医院签约。

## 2. 全人群健康管理服务体系不断健全

一是整合型老年健康服务体系逐步形成。积极打造以社区卫生服务中心、护理院、护理站、养老机构设置医疗机构为托底，老年医学专科和区域老年医疗中心为支撑，上海市老年医学中心为引领的整合型老年医疗健康服务体系。（1）老年医疗护理服务体系发展规划明确增加资源供给。到2020年，实现户籍老年人口1.5%的老年护理床位建设目标，医疗机构和养老机构各建设50%老年护理床位。（2）养老服务设施建设力度不断加大，积极引导养老机构开设医疗卫生机构。2015—2017年，连续3年将新增50家养老机构设置医疗机构列为市政府实事项目。全市已有283家养老机构设置医疗机构，占养老机构总数的40.26%。社会护理站数量比2016年增长近10倍。（3）老龄健康服务日趋综合、全面。将老年健康服务纳入基本服务项目。全市各社区卫生服务中心为社区居民提供六大类141项基本服务项目，其中69项的主要服务对象是老年人群，项目工作量占社区卫生服务中心总体工作量的比重达到57%。加强老年人综合健康管理，积极开展老年常见病、慢性病的健康指导和综合干预工作。社区卫生服务中心为65岁以上老人提供免费体检，2018年覆盖超过150万人。针对老年人主要健康需求，推进老年期重点疾病阿尔茨海默病（AD）/帕金森病（PD）社区筛查与干预。实施老年人中医药健康管理项目，全市二级及以上中医医院均设置治未病科，开展老年人亚健康与慢性病风险评估与干预。2017年底全市60—69岁老年人健康素养水平比"十二五"末提高12.6%。率先探索安宁疗护服务。推进社区安宁疗护工作，建立政府主导、部门推进、医护实施、社会介入、志愿者义工参与的"五位一体"工作模式。五年累计服务临终患者2.87万人次。病人满意度和家属满意度分别为99.39%

和 98.9%。（4）"医养结合"深入推进，更注重资源联动与服务协同。家庭医生签约重点覆盖老年人群。开展家庭医生"1+1+1"医疗机构组合签约，优先覆盖 60 岁以上老人与慢性病居民的签约需求，2018 年底，全市"1+1+1"签约居民数达 666 万，其中 60 岁以上老人占比 56.2%。截至 2019 年 4 月 21 日，签约居民超过 685 万人，其中 60 岁以上老人 374 万人，签约老年人在就诊流程、预约等待、配药种类及数量等方面均可享有优惠服务政策。社区卫生服务中心与养老机构签约全覆盖。社区卫生服务中心已与全市养老机构和多家社区日间托养服务机构实现签约全覆盖，为机构中住养老人提供针对性的医疗健康服务。截至 2018 年底，全市已有 283 家养老机构设置医疗机构，占养老机构总数的 40%。以家庭病床为载体服务延伸至老人家中。2018 年年内全市新建家庭病床约 5 万张，提供家庭卫生服务数超过 70 万人次。开展长期护理保险试点工作，依托长期护理保险合理衔接服务资源。

二是妇幼保健工作不断创新。妇女儿童健康服务体系不断完善。推进国家儿童医学中心（上海）建设；全市提供儿科诊疗服务的医疗机构由 179 家增加到 234 家，2017—2018 年新增儿科床位 773 张；加快 28 家综合医院标准化示范儿科门急诊建设。开展全科医生儿科能力专项培训，不断提高基层儿科诊疗服务能力。推进五大区域儿科医联体建设，截至 2018 年底儿科医联体签约医疗机构 284 家，较 2017 年增加 62 家，推广儿科适宜技术 30 余项，促进儿科优质资源纵向延伸。2018 年儿科医联体五家牵头医院普通儿内科门诊量比 2017 年下降 8.9%、急诊量下降 4.1%，儿科就诊下沉和专科优势集聚效应显现。母婴安全保障工作持续深化，上海模式已成为范本在全国引领和推广。强化了"母婴保健均等化服务"、"妊娠风险评估和预警"、"关口前移和及时救治"、"多学科协同救治"、"绩效考核和责任追究"等主要机制。妇幼保健规范管理更上台阶。加大事中事后监管力度。2017年，开展查处违法违规应用人类辅助生殖技术专项行动，组织2次全市辅助生殖机构和人类精子库全覆盖专项监督检查。推进复旦大学人类精子库建设，成立上海市人类辅助生殖技术质量控制中心，出台《上海市人类辅助生殖技术规范》。深化特殊儿童医教结合，2017—2018年共对967名特殊儿童进行综合评估。出生缺陷防治进一步加强。完善婚前保健、孕前保健和孕产期保健衔接机制，2017—2018年，共为2.6万余对计划怀孕夫妻提供免费孕前检查。成立上海市遗传咨询专家委员会和上海市产前诊断技术专家委员会，印发《上海市遗传咨询技术服务管理办法（2018版）》，填补国内空白。加强新生儿疾病筛查管理，上海新生儿先心病筛查经验在全国24个省推广。

三是残疾人健康工作进一步拓展深化。完善残疾预防工作机制和残疾人康复服务体系，加强残疾人康复和托养设施建设。推动基层医疗卫生机构优先为残疾人提供签约服务。完善残疾儿童信息通报系统，开展全市统一的特殊教育入园、入学综合评估，建立教育、卫生、残联等部门合作的医教结合管理机制。贯彻落实残疾人"两项补贴"制度（困难残疾人生活补贴和重度残疾人护理补贴）。促进残疾人集中就业工作。利用市场和社会力量推动康复辅具行业发展。

3. 医疗服务供给不断提质增效

一是医疗资源布局更趋合理。积极推进区域医疗中心建设，打造整合型医疗服务体系。完善以市级医学中心为支撑、区域医疗中心和区域专科医院为骨干、社区卫生服务中心为基础的三级医疗服务体系架构。严控中心城区公立医院规模，深化积极发展社会办医，在浦东新区试点开展 6 项"证照分离"改革。2018 年民营医院门急诊服务量同比增长 3.38%，高于公立医院的 2.81%。民营医院出院人数同比增长 12.69%，高于公立医院的 6.86%。三级医疗服务体系更加均衡，从诊疗人次看，三级、二级和社区各占约三分之一左右。推进"以健康为中心"的 2.0 版新华—崇明紧密型区域医联体试点。由新华医院牵头，以新华崇明分院为核心，联合崇明区域内二级医疗机构以及 18 家社区卫生服务中心，重点在健康管理、医联体管理、分级诊疗和医保支付模式等方面改革探索。2018 年底，全市已组建区域医联体 55 个，已实现医联体网格化建设全覆盖。所有三级医院及社区卫生服务中心均参加了各种形式的医联体建设，参加医联体建设的二级医院达 83 家，占二级医疗机构总数的 79%，有效推动了卫生工作重心下移和资源下沉，基层服务能力明显改善，整体医疗服务效能得到优化。制定《建设亚洲医学中心专项行动实施方案》，实施临床重点专科建设"腾飞计划"。

二是分级诊疗秩序逐步形成。家庭医生"1+1+1"签约服务持续推进，2018 年全市签约居民 666 万人，常住居民签约率为 30.26%，其中 65 岁以上老年人、儿童、残疾人等重点人群签约 331 万人。按照国家卫生健康委重点人群范围签约率达到 54%，其中，高血压患者、糖尿病患者签约率超过 84%。根据上海市质协用户评价中心的满意度第三方测评，2018 年，全市社区卫生服务公众满意度整体水平继续处于高位，近三年来评价结果逐年提高，连续三年居于全市十大服务行业满意度测评首位。其中居民对社区卫生服务及家庭医生"形象感知"、"公众预期"和"质量感知"评价结果均较上年有进一步提升。畅通渠道，丰富签约方式。2018 年，积极推进"互

13

联网+"家庭医生签约服务，充分利用"上海健康云"等渠道，新增移动签约、App 网上签约等方式。签约医疗机构组合内就诊率 70.55%，签约社区就诊率 46.66%。上海先后推行了慢性病长处方、延伸处方等政策。2018年内，全市各社区共开具慢病长处方 648 万张，延伸处方已累计开具 240万张，签约居民的针对性用药需求在社区得到有效满足，既方便，又安全。2018 年，正式实施家庭医生签约服务费，按照每位签约居民 10 元 / 月的标准，根据"有效签约"、"有效服务"和"有效控费"考核后向家庭医生团队支付，激励家庭医生更主动地服务签约居民。

三是医疗服务质量稳步提升。启动新一轮进一步改善医疗服务行动计划。持续深入推进优质护理，开展上海市"优质护理资源向基层辐射区域联动"优秀项目评选和经验交流。完善医疗技术临床应用备案管理制度和事中事后监管政策。继续加强医疗安全监督管理工作，完成医疗质量安全事件上报标杆点建设项目。加强抗菌药物合理应用和科学管理。推广处方前置审核模式。加强医疗机构麻精药品管理。推进智慧医疗和信息惠民。推进"健康上海"移动服务平台先期试点。围绕居民健康卡建立针对居民的多渠道实名身份识别模式，整合各类医疗服务线上与线下资源，优化现有医疗健康服务流程，构建以居民为中心的移动医疗健康服务体系。整合门户网站、App（健康上海 App、市民云、健康云等）、微信公众号等多渠道，为公众提供一站式便民惠民服务。完善医联预约服务平台，拓展手机 App"医联云健康 V2"和微信公众号"申康医联"等移动预约服务渠道和应用。

### 4. 中医药服务能力全面提升

一是中医药服务体系不断完善。鼓励社会力量举办中医医疗机构。以郊区为重点的中医药服务网络建设进一步铺开。推进龙华医院浦东分院、上海市中医医院嘉定分院等建设，加快崇明、闵行 2 区中西医结合医院转型建设。以海派中医流派临床传承基地建设为依托，打造一批优势特色专病专科。上海中医药大学附属龙华医院肿瘤等 9 个专科列为国家区域中医（专科）诊疗中心建设单位，上海中医药大学附属曙光医院肝病等 7 个专科列为国家重大疑难疾病中西医临床协作试点。瑞金医院再生障碍性贫血等 7 个项目入围国家中西医协同联合攻关重大专项建设。通过中医专科（专病）联盟等项目建设，强化中医优质资源对基层的支持与辐射。

二是海派中医在传承中创新发展。推动中医药传承创新工程建设。开展上海国医大师、全国名中医、上海名中医、全国基层名老中医药专家传承工作室建设。中医药国际化和学科人才建设工作不断强化。以上海专家为主承担的 ICD-11 传统医学部分编制工作取得突破性进展，2018 年世界卫生组织颁布 ICD-11 冻结版，传统医学首次纳入其中。国际标准化组织中医药技术委员会秘书处工作有序推进。"中摩中医中心"等 7 个项目被列为 2018 年度中医药国际合作专项。

### 三、健康保障体系逐渐完善

#### 1. 医疗保障制度更加健全

一是基本医保实现应保尽保。2018 年底，全市职工医保参保总人数 1525 万，城乡居保参保总人数 343 万。由基本医保、大病保险、医疗救助、商业健康保险等组成的多层次医疗保障体系进一步完善。

二是长期护理保险全市试点平稳推进。作为国家首批长期护理保险制度试点城市，上海已出台《上海市长期护理保险试点办法》。在护理需求评估、服务供给模式和服务队伍建设等关键环节上取得了新进展。2018 年，全市完成需求评估 26.6 万人次，服务老人 23.4 万人；其中接受居家照护服务 14.8 万人。全市长护险提供的居家照护服务已达 566 万人次，超额完成 2018 年市政府实事项目"为符合条件的长期护理保险参保老人提供 300 万人次的居家照护服务"的工作目标。

三是跨省异地就医住院费用直接结算顺利实施。完成省级异地实时结算平台改造，实现与国家异地就医结算平台对接并全面完成职工医保和城乡居民医保入网工作。全面完成职工医保和城乡居民医保入网工作，提前完成国家任务。

四是长三角一体化门诊费用直接结算试点率先启动。上海会同苏浙皖三省医保部门于 2018 年 9 月，在全国率先启动异地就医门诊费用直接结算试点工作，初步实现与三省 8 个统筹地区的互联互通门诊直接结算。

五是打击欺诈骗保专项行动有效开展。全市检查医药机构占比、处理参保总人数、移送司法机关人数、暂停医保卡直接结算四项指标在全国排名第一。

## 2. 商业健康保险稳中有进

一是职工医保个人账户资金历年结余资金自愿购买商业保险试点工作顺利推进。对标国际，以主动管理型为代表的健康保险已成为健康产业链的重要核心、健康服务需求的"新入口"、保险市场新的增长点和驱动力。2017 年以来，上海从健康大数据中积极挖掘、分析医保对象多层次就医保障需求，探索发展补充医疗保险，试行个人账户资金自愿购买"住院险"和"重疾险"两款商业医疗保险专属产品。截至 2018 年末，"住院险""重疾险"两款商业医疗保险产品累计新增承保 10.6 万人，新保和续保承保 20.6 万份保单。进一步减轻参保职工自费医疗费用负担，对满足多层次、多样化健康保障需求、加强多种医保制度衔接、构筑全民医保制度大有裨益。

二是上海健康保险交易中心正式成立。以上海保险交易所为平台，推动商业健康保险、医疗卫生服务、健康医疗大数据等资源的对接整合。由上海保险交易所出资控股，在普陀区未来岛高新技术产业园（桃浦国际健康创新产业园）正式设立了混合所有制实体机构——上海健康保险交易中心，并采取完全市场化运营机制。

### 3. 药品供应保障能力持续提升

一是承担国家组织药品集中采购试点工作。由上海牵头组织 4 个直辖市和 7 个较大城市，开展部分药品集中带量采购招投标工作。二是第三批药品带量采购顺利完成。2018 年，以国家仿制药质量和疗效一致性评价为契机，继续推进扩大药品带量采购品种范围。在保证供应和质量稳定的基础上，切实降低药品虚高价格。三是药品医保支付范围持续扩大。上海将国家新版医保药品目录新增的 339 个药品和 36 个国家谈判药品全部纳入医保报销范围，大幅增加医保支付药品数量。四是开展抗癌药品专项集中采购。

## 四、健康环境建设稳步推进

### 1. 爱国卫生运动成效显著

一是城乡整洁行动取得成效，农业农村资源环境得到有效保护。2017 年亩均耕地化肥、农药使用量比 2015 年分别减少 10.34% 和 21.02%。积极开展秸秆综合利用，推进蔬菜废弃物资源化利用示范点建设，推行种养结合生产模式，农业生态环境大幅度改善。农村人居环境整治力度进一步加强。至 2017 年，全市累计完成涉及 50 万户的村庄改造，评定出 62 个上海市"美丽乡村"示范村，评定出浦东新区大团镇赵桥村等32个上海市美丽乡村示范村。继续开展农村生活垃圾治理。形成"自我纠错"的销项式管理工作机制，农村生活垃圾分类覆盖面进一步拓展。

二是建设健康城区和健康村镇，城乡生态环境显著改善。主要表现在几个方面：绿色生态城区创建富有成效。启动浦东前滩、桃浦智创城、杨浦新江湾城等区域绿色生态城区创建工作。继续积极推进虹桥商务区、徐汇滨江、世博园区、上海国际旅游度假区等低碳发展实践区及重点功能区域绿色开发建设与运营。黄浦江45公里岸线贯通工程全面完成，苏州河上游生态建设有序推进，郊野公园相继建成开放。"五违四必"区域环境综合治理工作有力推进。2015年以来，上海连续开展了三轮综合整治，共涉及50个市级、666个区级、1541个街镇级重点区块，后续的发展空间进一步释放。乡村风貌引导和项目建设不断深入。2018年上半年，9个"乡村振兴示范村"建设启动。

2. 健康环境问题得到有效治理

一是全面完成国家和上海明确的环境保护目标任务。大气方面，PM2.5浓度较2015年（58微克/立方米）有明显下降，上海提前两年完成《第七轮环保三年行动计划（2018—2020年）》中提出的"PM2.5年均浓度为37微克/立方米、AQI优良率为80%左右"两项目标。水方面，预计可以完成国务院《水污染防治行动计划》对上海的要求。污染减排方面，2018年上海二氧化硫、氮氧化物、化学需氧量、氨氮排放总量削减目标顺利完成。

二是"河长制"不断完善，"湖长制"全面建立。全面建立市—区—街镇—村居四级河长（湖长），河长（湖长）巡河成常态，对全市40个湖泊、6个水库全面建立湖长制。太湖流域水环境综合治理总体进展顺利,完成1256公里河湖水系生态岸线建设工程。

三是水污染防治推进有力有效。生态环境部2017年度《水污染防治行动计划》考核结果显示,包括水环境质量目标完成情况和水污染防治重点工作完成情况两方面在内,上海等9个省份考核等级为优秀。中小河道消除黑臭工作稳步推进,确保水质稳定达标。劣五类水体治理目标清晰、任务明确、机制合理。河湖水质本底调查显示,全市共有劣五类水体1.88万条,占全市河湖总数的38.7%。将"2020年基本消除劣五类水体"目标分解到各年度,即"劣五类水体比例2018年控制在25%以内、2019年控制在15%以内、2020年控制在5%以内"。

四是城市垃圾综合治理成效瞩目。初步形成垃圾全程分类系统,2018年垃圾分类工作已取得显著成效。初步形成垃圾分类减量的"上海模式",垃圾分类已覆盖户数为510万户,约占63%,其中绿色账户已覆盖户数为430万户,约占53%。静安、长宁、杨浦、松江、奉贤、崇明6个区实现整区域全覆盖。建筑垃圾管理机制在不断完善。构建建筑垃圾处置体系,建筑垃圾源头管理得到强化,实施建筑垃圾预处理,推进消纳场所及资源化设施建设。

五是对危险废物实施了有效的源头管控和全过程监管。国家随机监督抽查符合率达到较高水平。2017年、2018年分别对270家、434家医疗卫生机构医疗废物处置管理开展随机监督抽查,所查医疗卫生机构医疗废物管理分类收集、使用专用包装物、医疗废物暂存设施、交接等情况监督检查符合率达到较高水平。

### 3．食品药品安全更有保障

一是食品安全城市建设获得较高的市民满意度。全面完成 16 个区建设市民满意的食品安全城区市级评价验收工作。"诚信企业""守信超市""标准化菜市场""放心肉菜示范超市""放心餐厅""放心食堂"建设和明厨亮灶工程等取得实质成效。食品安全标准管理进一步强化。创先实现上海市食品安全企业标准备案全流程网上办理，在全国领先了企业标准备案方式。食品安全总体水平得到有效提升。实现食品安全信息追溯覆盖率和上传率两个 100%，已覆盖《上海市食品安全信息追溯管理品种目录》明确的 9 大类 20 个品种。各类质控活动有序推进。针对化学污染物、微生物及致病因子、食源性疾病监测任务的不同特点，组织开展各类质控活动，形成贯穿各个环节的监测质量控制体系。构建了具有上海特色的食源性疾病监测网络。

二是加大日常监督抽检力度，有效防控风险。重点开展食用植物油塑化剂专项检查、婴幼儿辅助食品飞行检查以及月饼专项监督检查、药品"净网 2018"专项行动等各类专项监督检查共计 50 余项。开展食品、药品、医疗器械、化妆品监督抽检共计 5 万余件。

### 4．公共安全体系不断完善

一是安全生产各项指标均控制在预期目标内。2017 年，全市共发生生产安全事故 447 起，比上年下降 3.9%。二是烟花爆竹安全得到严格管控。严格落实烟花爆竹禁燃禁放措施，实现了外环线以内区域基本"零燃放"，外环线以外区域燃放量明显减少，外环线以内烟花爆竹引发火灾数为零、烟花爆竹致伤数为零，烟花爆竹垃圾数为零。依法严查非法运输、储存、经营、燃放烟花爆竹案件，建立健全烟花爆竹严管严查严控常态长效机制。三是交通大整治成效突出，建立了常态长效管理机制。2016年启动的全市道路交通违法行为大整治工作，创新管理举措，强化源头治理，取得显著成果。全市道路交通突出违法行为明显减少，道路交通秩序和通行能力明显改观，市民群众的守法意识明显提升。道路交通事故数、死亡人数、受伤人数比整治前分别下降26.6%、16.9%、43.3%。审议通过史上最严的《上海市道路交通管理条例》。四是跨区域、多部门联动的应急体系初步构建。加强海关、农业、食药监、工商、商务等部门的联防联控工作机制。探索建立长三角区域联防联控平台，已完成长三角地区流感（禽流感）综合监测信息平台和长三角联防联控协同业务平台的构建。

## 五、健康产业整体勃兴

### 1. 健康服务业呈现高端化、特色化

一是"上海健康服务业50条"的出台提振产业发展动力。实施《上海市人民政府关于推进本市健康服务业高质量发展，加快建设一流医学中心城市建设的若干意见》，提出健康服务业发展2020年、2030年、2035年三个节点奋斗目标。

二是健康服务业营商环境不断优化。一方面，"放管服"改革有效深入的推进。先行放开100张及以上床位的社会办医疗机构、全科诊所和中医诊所规划限制。优化审批流程，对二级及以下医疗机构的设置审批和执业登记实施"两证合一"；推进网上审批。完善医疗技术备案制度，推进医疗技术临床应用管理实施细则制定工作。支持全科医生自主执业开办全科医生诊所，并实行备案制，探索实施护士执业区域注册。将上海自贸区社会办医疗机构乙类大型医用设备管理模式逐步推向全市。另一方面，社会办医在

政策扶持下趋向规范化、高水平。加强公立医疗资源、医学教育资源对社会办医的支持，通过支持高水平社会办医纳入上海市医保结算、纳入医疗联合体、与公立医院开展协议合作、教学基地认定等方式，培育了一批以高端服务、先进技术为特征的国际化社会办医品牌。规范化人才后备力量获得保障。已有多家高水平社会办医机构纳入上海市医保结算。推进新虹桥国际医学中心加快落实国家健康旅游示范基地相关功能。通过第三方评价，目前全市已评选出62家星级品牌社会办医机构。

三是园区、平台、项目各类载体建设齐头并进。合理布局"5+X"健康医疗服务集聚区。编制健康服务业产业地图，并作为纳入上海市产业地图的重要组成部分。"5"代表上海国际医学园区、新虹桥国际医学中心、嘉定精准医疗与健康服务集聚区、普陀桃浦国际健康创新产业园和徐汇枫林生命健康产业园区。"X"指在杨浦、奉贤、金山、崇明、松江等区域建设若干健康医疗服务业集聚区，促进临床前沿尖端技术服务、高端医疗服务等向园区集聚发展。若干新园区建设开始启动。上海（南翔）精准医学产业园等一批项目落户上海（南翔）精准医学产业园，IVD（体外诊断产品）加速服务平台、细胞资源共享平台等一批创新平台落户安亭国际医疗产业园。重大平台项目建设开始筹备、试点。依托上海实业集团与徐汇枫林生命健康服务业园区，推进"未来医院"建设筹备工作。依托计算所、联影等组建医学人工智能研发与转化功能型平台。2018年10月，与上海保险交易所合作推进全国首个健康保险交易中心建设，先期试点开展保险产品创新和核保理赔服务等工作。

四是呈现健康服务业与制造业互相促进的态势。医学科技创新能力和重大疾病诊疗水平不断提升，疾病防控和健康监测得到有效支撑。上海以国家临床医学研究中心建设为抓手，围绕老年性疾病，人口健康与出生缺陷，心脑血管、肿瘤等重大疾病开展精准干预和治疗关键技术与适宜技术的研究，取得了一批重要成果。更多的机构和医务人员参与临床试验，加快了临床试验机构建设。全市共有38家医疗机构取得医疗器械临床试验机构备案。支持国产心脏起搏器在本市医疗机构临床使用，产品已进入多家三甲医院。

五是健康服务业管理体系日趋规范。综合运用"信息化＋制度"的手段，实行联动监管，强化健康服务市场退出机制建设。完善医疗机构、医师不良执业行为记分管理办法，形成不良医疗机构和不良执业人员的退出机制。启动健康产业统计制度研究，为健康服务业产业政策决策提供数据支持。

### 2. 健康服务新业态蓄势待发

一是基本保障与市场化供给共同促进健康与养老的融合。养老服务不断增能。新建80家老年人日间服务中心；新增80家社区综合为老服务中心；新增77个社区老年人助餐服务点；新建、改建303家标准化老年活动室；培育示范睦邻点400个，全市共培育500家。老年宜居社区试点实现街镇全覆盖。新增老年宜居社区试点41家，实现了街镇全覆盖。推动农村地区养老服务设施与医疗设施就近、整合设置，为老年人提供综合养老医疗护理服务。

二是地方标准的出台与完善有效促进了健康与旅游融合。2019年2月，上海市地方标准《健康旅游服务基地建设运营管理规范》正式发布，旨在促进健康、旅游的产业融合，催生健康旅游新产业、新业态、新模式，吸引更多的境内外游客来上海体验医疗旅游、康养旅游。

### 3. 中医药健康服务业雏形初现

一是构建合理的中医药发展顶层设计框架。出台《上海市中医药健康服务发展规划》，开展中医药服务贸易试点。二是以郊区为重点的中医药服务网络建设逐步形成。越来越多的社会力量举办中医医疗机构，具有中医特色优势的中医医疗机构更加规范地发展。稳步实施中医诊所备案管理。三是中医药国际化取得重大进展。"海上中医"国际医疗健康服务平台实现传统突破，提供各类跨境服务。在德国、日本、迪拜等地已设立上海市研发的集中医药诊断、体质辨识、人体基本生理机能评估等服务平台，并通过电子商务形式，实现药物、食疗和指导非药物疗法干预的远程干预服务。各类海外中医药中心陆续建立。海外首家"太极健康中心"在希腊成立。"中国—捷克中医中心""中国—摩洛哥中医药中心"等海外中医药中心持续推进。

### 4. 健身休闲运动产业前景广阔

一是政策推动力度进一步加大。出台《关于加快本市体育产业创新发展的若干意见》（"体育产业30条"）等文件。规范公园绿地市民健身体育设施的设置，公园绿地的社会服务功能得到了最大程度的发挥。二是体育资源交易平台初现。举办2018中国国际体育用品博览会和体育资源配置上海峰会。三是体育健身休闲业加快融合发展。涌现一批富有活力的行业龙头企业和创新型民营实体。健身休闲市场呈现加快发展的良好态势，体育培训市场需求旺盛。体育与会展、商务、旅游、健康、文化等领域加快融合发展。地方标准《体育旅游休闲基地服务质量要求及等级划分》的修订，促进了体育休闲服务能级的提升。评定13家星级体育旅游休闲基地，推荐10个项目入选国家体育旅游精品项目。

### 5．生物医药产业创新提速

一是生物医药产业规模持续扩大，增速明显。从生物医药工业总产值数据来看，上海生物医药制造业工业总产值 2018 年为 1176.6 亿元，自 2016 年开始保持 5% 以上的增速稳步增加。从生物医药制造业主营业务收入数据来看，2018 年为 1198 亿元。自 2015 年开始保持 5% 以上增速稳步增加，2017 年首次突破千亿大关。从生物医药企业利润总额数据来看，增长起伏较大，但总体上实现稳步增长。2018 年利润总额达 157.35 亿元。领军企业实力不断增强。2017 年上海生物医药工业产值 5 亿元以上生产企业有 40 家，其中 20 亿元以上企业有 10 家。全国 15 家医疗健康领域的独角兽企业中有 6 家落户上海。联影、微创、中科院上海应用物理所等一批高端医疗装备重点企业处于国内领先、国际一流行列。

二是生物医药产业创新能力明显增强，部分领域与全球先进水平实现同步。新药研发领域，通过承担和布局重大新药创制项目，突破了药物研发部分关键核心技术、进一步提升了药物研发平台能级、加速了产业升级和转型发展。在承担国家重大新药创制方面，2016 年以来上海共获得重大新药创制项目 34 项。在加速产业升级和转型发展方面：2017 年获批进入临床的创新药物 50 多个，当前正在开展的临床研究项目 176 个（仅次于江苏正在开展的临床研究项目 293 个）。开展药品上市许可持有人制度试点，带动形成多个品种"全球新"1 类新药；形成一批拳头产品，打造了"雷氏""龙虎"等中国驰名商标和上海著名商标。医疗器械领域，微创电生理医疗等公司的 27 个产品进入国家创新医疗器械特别审批通道，占全国的 1/5（全国共 132 产品），位居全国第三（北京排名第一，有 33 个产品进入特别审批通道，广东位列第二，有 29 个产品进入特别审批通道）。以联影和微创为代表的一批创新企业在新产品的研发上不断取得突破。前沿生物技术领域，在干细胞技术和细胞治疗、免疫细胞治疗、基因检测等方面，一大批企业快速发展，有望实现相关技术突破。

三是生物医药产业多领域的改革取得实质性突破。在深化审评审批制度改革方面，出台《关于深化审评审批制度改革鼓励药品医疗器械创新的实施意见》，提出了 32 条鼓励措施。在药品上市许可持有人制度试点方面，已有 43 家申请单位提交的 114 件（68 个品种）MAH（Marketing Authorization Holder 药品上市许可持有人制度）的注册申请，其中 32 个品种已获国家药监局批准成为药品上市许可持有人试点品种，7 个品种已获得上市许可。在新药临床试验审评审批制度改革方面，形成《上海市药物临床试验机构分类管理办法（草稿）》，同时仍在积极争取对临床急需境外已上市且在我国尚无同品种产品获准注册的抗肿瘤新药在上海先行定点使用。在医疗器械注册人制度试点方面，仍在积极争取将上海自贸区内医疗器械注册人制度试点复制推广到全市实施，并积极探索复制推广到长三角地区实施，设立"医疗器械创新上海服务站"，进一步探索"一站多点"下的服务模式。在仿制药一致性评价工作方面，已有 6 个品种通过一致性评价，12 个原研地产化品种被国家药监局批准为仿制药参比制剂（视为通过一致性评价）。

《纲要》实施一年多以来，健康上海建设在初步取得进展与成绩的同时，仍显示出一些问题和不足。

一是整体上看，发展与环境的矛盾始终存在。生态环境质量与全球城市定位、国家标准和市民期盼仍有较大差距。水、固体废物、土壤等领域环境基础设施建设还存在较大提升空间，环境质量改善的任务还很艰巨。能源消费总量控制目标面临较大困难。为落实上海国际航运中心建设的国家战略需要，航空航运能耗仍将大幅增长，随着对舒适度要求的不断提高，居民生活用电量保持较快增长，互联网经济快速发展带来的数据中心爆发式增长也使建筑能耗显著增长。生态建设面临用地困境。后续储备项目匮乏，稳步增长态势难以持续。

二是结构上看，资源配置仍存在不均衡。公共卫生、康复护理等较之医疗资源配置相对滞后，急救、儿科、妇幼等资源供需矛盾比较突出，私立医疗机构体量小、实力弱；区级和基层卫生资源配置相对薄弱，尤其是优质人才资源尚未到位，导致社区卫生服务中心和二级医院提供的常见病治疗服务达不到居民预期，三级医院门诊和住院量占比偏高；优质卫生资源主要集中在中心城区，中心城周边地区、郊区卫生资源配置相对不足。已经出台的多项措施促进社会办医发展，政策效应持续显现，但与形成多元办医格局的目标仍有不小差距。

三是动态来看，老问题的"攻坚克难"越发明显，同时需要正视新情况与新问题。城市快速发展带来一系列的问题。区域人口高度密集，各类要素流动性和集聚度进一步增加，高层建筑、轨道交通、地下管线等基础设施体量庞大，城市生产安全和运行安全保障能力需要跟上发展的步伐。随着创新驱动、经济转型升级的推进，企业组织形式和生产经营方式产生新的变化，偏重许可等事前准入管理的传统监管方式已不适应安全形势的需要，安全生产风险的准确预警与及时反应等难度加大。此外，河道整治工程继续深入存在难度；污水污泥处理设施能力和水平仍有差距；生活垃圾分类减量仍是短板。

27

　　同时也需要面对健康服务新业态在融合过程中出现的一些新的矛盾。比如在健康与养老融合方面，医养结合涉及卫健、民政、社保等多个部门，政策往往难统筹，将资金高效地投入到医养结合机构的建设中有一定困难。同时，医养产业的投入成本大，具有一定的公益性，社会资本参与的积极性还不高，投资潜力亟待释放。在健康与旅游融合方面，平衡医疗系统中用于开展高端医疗和公共医疗的医疗资源，避免发展医疗旅游引起社会争议，仍是一项重要的政策任务。

# 健康上海指数报告（2019）

杨　雄　雷开春　张虎祥　梁海祥*

## 一、健康上海指数的研究背景

经济学家詹姆斯·托宾与阿玛蒂亚·森等指出，健康不平等在所有经济不平等中要得到特别关注，健康是人类生活的重要条件，也是人力资本的重要组成部分。[①] 习近平总书记在全国卫生与健康大会上强调，"要坚持正确的卫生与健康工作方针，以基层为重点，以改革创新为动力，预防为主，中西医并重，将健康融入所有政策，人民共建共享"。"将健康融入所有政策"，是国家卫生与健康工作方针的重要内容，成为推进"健康中国"建设，实现全民健康的重要手段之一。"将健康融入所有政策"的提出，也是源于人们对决定健康状况的各种因素的认识不断深入的结果。"人民健康是民族昌盛和国家富强的重要标志"[②]，因此需要有更多的关注。

中国随着 40 年的改革开放，城镇化迅速发展和人口流动加速，城市健康问题逐渐显现。另外，创建健康城市环境已经成为国际社会的共识，制定

---

\*　作者系上海社会科学院科研人员。

① 田艳芳：《健康对中国经济不平等的影响》，中央编译出版社 2015 年版第 5 页。

② 习近平：《决胜全面建成小康社会　夺取新时代中国特色社会主义伟大胜利——在中国共产党第十九次全国代表大会上的报告》，人民出版社 2017 年版，第 48 页。

"健康城市"规划更需"健康指标"配套。其次，上海希望成为具有全球影响力的健康科技创新中心和全球健康城市的典范，推进"健康上海"战略目标，也需要构建全民健康服务体系。除此之外，近些年发生的新变化和新情况也要求我们对健康指数进行研究。

**新机构组建：以治病为中心转变到以人民健康为中心。**国家机构改革新设国家卫生健康委员会，这是迈向大健康、大部制的重要进展。整合了国家卫生和计划生育委员会、国务院深化医药卫生体制改革领导小组办公室、全国老龄工作委员会办公室等部门的职责，组建国家卫生健康委员会，作为国务院组成部门。研究表明人的行为方式和环境因素对健康的影响越来越突出，因此"以疾病治疗为中心"是不可持续也无法解决健康问题。有专家解读这次机构改革就是"以治病为中心转变到以人民健康为中心"。

2018年11月，党中央、国务院正式批准《上海市机构改革方案》，2018年11月11日，上海市委、市政府召开全市机构改革动员会进行动员部署。上海市卫生健康委员会是上海市机构改革新组建的单位。

**长三角卫生健康协同发展：促成健康领域共建共治共享大格局。**在《2019年上海市卫生健康工作要点》中就提出落实国家推进长三角一体化发展战略，巩固传染病联防联控机制，牵头建立卫生健康领域长三角协作平台和机制。以长三角一体化发展示范区建设为切入点，加强长三角卫生健康领域规划和政策的衔接，逐步推进医学人才培养、行业准入、医疗质量控制、监督执法等方面的标准一体化。加强卫生健康联动发展，推进长三角区域优势专科合作和医联体建设，加强重大疾病防控和应急救援合作，推进医学科研重大设施共享和检查检验有条件互认工作，启动长三角罕见病实验诊断协作中心建设，探索建立健康信息互联互通机制。①2019年上海市卫生健康工作会议上指出，2019年上海卫生健康工作的重点是"区域协同发展"：大至"长三角一体化"，小至城市"医疗服务圈"，通过因地制宜致力于打造区域卫生健康协同发展的"全国样板"。

科技医疗政策：建立健康科技创新中心的基础。随着科技的发展，尤其人工智能大数据的技术突破，科技医疗中互联网医疗和AI医疗逐渐受到政策的支持。国务院办公厅、卫健委等相关政府部门发布数项医疗政策，与科技医疗密切联系。例如2018年4月，国务院办公厅发布《关于促进"互联网＋医疗健康"发展的意见》，鼓励发展科技医疗。2018年6月20日，国家卫生健康委员会、财政部、国家中医药管理局发布《关于做好2018年国家基本公共卫生服务项目工作的通知》（国卫基层发〔2018〕18号），推进电子健康档案向个人开放等。

上海市卫生健康委和企业联合推出"上海健康云"。作为市民健康服务的总入口，"上海健康云"统筹全市卫生健康信息惠民资源，凭借大数据、物联网、移动互联网等先进技术，为市民提供"互联网＋医疗健康"新型智慧服务。"健康云"成为一个面向市民、医生、医疗机构、政府部门的健康服务平台。②

新机构卫生健康委员会的组建、长三角区域一体化发展，以及医疗科技创新的发展都需要有个指标性体系来展现、衡量其作用与发展。另外为落实健康中国战略的总体部署和《"健康上海2030"规划纲要》，推进上海形成

① 上海市卫生健康委员会：《2019年上海市卫生健康工作要点》，2019年。
② 上海市卫生健康委员会：《"上海健康云"帮你搞定7件事　370万用户享受新型健康服务模式》，2019年，http://wsjkw.sh.gov.cn/xwfb/20190610/64275.html。

比较完善的促进全民健康的服务体系、制度体系和治理体系，提升健康期望寿命达到全球城市先进水平，推动健康产业成为城市支柱产业，也需要有个指标体系来支撑。

本指标体系来源是综合多方面数据，包括统计年鉴及各有关部门的年度报告和大型问卷调查数据；指标的测量也是经过科学的方法收集及筛选而成；指标体系也是国内首次在超大城市层面创立的健康评价系统，具有很强的创新和实用价值，为健康城市的评价提供标准与依据。

## 二、健康上海指数的构建思路

基于《"健康上海2030"规划纲要》构建"健康上海指数"，指数将从健康上海的各个维度、政府推进、市民参与和社会协同、客观水平与主观感受等层面，全景展现"健康上海2030"的推进状况。

健康上海指数模型包括健康水平、普及健康生活、优化健康服务、完善健康保障、建设健康环境和发展健康产业6个一级指标。其中，健康水平用来评估整体发展水平，后5个维度用以评估综合发展状况。

在健康水平指标中，分别包括1个二级客观指标和1个二级主观指标；评估上海健康综合发展状况的5个维度则分别包括3个二级指标。普及健康生活包括健康教育、健康文化和健康行为；优化健康服务包括公共卫生、健康管理、医疗服务；完善健康保障包括制度保障、医疗健康和药品保障；建设健康环境包括居住环境、食药健康和公共安全。每个二级指标又分2个三级客观指标和1个三级主观指标（生物医药除外，3项三级指标均为客观指标）。考虑到指数体现的是正向发展的概念，为此将所有负向指标进行了反向计算，具体的负向指标包括中小学生肥胖率、传染病死亡率、医疗服务问题发生率、工伤认定数、安全事故 5 项三级指标。客观指标均来自政府相关部门公布数据，其中最主要的数据来源为《上海统计年鉴》；主客指标则来自上海社会科学院社会学所每年年初开展的《上海民生民意报告》。

### 三、健康上海指数的分布与比较

#### 1. 健康上海指数总体发展稳中有升

统计结果表明，2018 年上海健康水平指数为 99.36，2019 年的指数达102.87；2018 年上海健康综合指数为 109.58，2019 年的指数达到 115.61。从中可以看出，上海健康状况总体呈现平衡发展的态势，其中健康水平出现正向发展，综合指数上升了 6.03。

健康综合指数一级指标比较结果表明，各维度呈现出不均衡发展现象。5 个一级指标分布情况为：发展健康产业指数为 129.27，完善健康保障指数为 122.90，普及健康生活指数为 120.63，优化健康服务指数为 104.25，建设健康环境指数为 101.02（见图 1）。从中可以看出，健康产业发展较为快速，而健康环境较为缓慢。对建设健康上海来说，健康环境仍是发展短板。

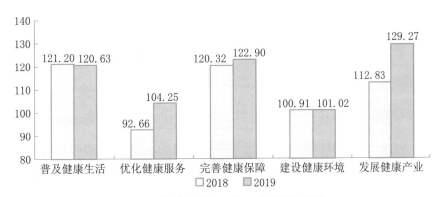

**图 1　健康上海 5 个一级指标指数**

与 2018 年的数据相比，发展健康产业指数（16.44）和优化健康服务

（11.59）增长较快；完善健康保障指数（2.58）和建设健康环境指数（0.11）略有增长，而普及健康生活指数不但没有增长，反而略有下降。

从主观指数和客观指数的分布情况来看，客观指数的内在差异性略有加大的趋势，但主观指标的内在差异性有明显减少。总体上，主观指数（113.57）与客观指数（112.78）越来越接近。具体来看，客观指数从高到低依次为完善健康保障（122.23）、优化健康服务（116.70）、发展健康产业（115.88）、普及健康生活（104.59）、建设健康环境（104.48）；主观指数从高到低依次为普及健康生活（152.70）、完善健康保障（124.26）、发展健康产业（117.42）、建设健康环境（94.12）、优化健康服务（79.35）（见表1）。

从中可以看出，客观指数的分布相对均衡；而主观指数之间的变异度虽然有所减少，但最高指数（普及健康生活）与最低者指标（建设健康环境）之间相差也达到73.35。尤其需要指出的是，在普及健康生活指数和优化健康服务指数上，主客观指数差异较大，而其他指标则表现出了较高一致性。

**表1　主客观指数的对比情况**

| 一级维度 | 客观指数 | | 主观指数 | |
|---|---|---|---|---|
| | 指数（2018） | 指数（2019） | 指数（2018） | 指数（2019） |
| 普及健康生活 | 104.78 | 104.59 | 154.04 | 152.70 |
| 优化健康服务 | 102.34 | 116.70 | 73.29 | 79.35 |
| 完善健康保障 | 111.60 | 122.23 | 137.77 | 124.26 |
| 建设健康环境 | 102.96 | 104.48 | 96.81 | 94.12 |
| 发展健康产业 | 113.00 | 115.88 | 112.22 | 117.42 |
| 合　计 | 106.94 | 112.78 | 114.83 | 113.57 |

2．健康上海五大评估维度内在分布不均衡，健康休闲运动指数发展较好，健康管理指数不够乐观

从具体维度来看，在普及健康生活维度中，健康文化指数（133.73）最高，其次为健康教育指数（122.12），然后健康行为指数（106.04）。与2018年的指标相比，健康文化指数有较大提升，但健康教育有较大下降。这表明，人们越来越能接受健康观念，甚至转变为健康文化，但还未完成转化为健康行为。

在优化健康服务维度中，公共卫生（122.03）最高，其次为医疗服务（101.78），健康管理（88.94）最低。与2018年的数据相比，三个维度最有所提升，尤其是公共卫生和医疗服务两个方面。这表明，健康管理仍是未来优化健康服务工作的重点。

在完善健康保障维度中，医疗健康指数最高（146.53），其次为制度保障指数（112.35），最后为药品保障指数（109.83）。与2018年的数据相比，上海要提升完善健康保障指数，仍需要继续加强药品保障工作。

在建设健康环境维度中，食药健康指数与前一年基本持平（102.62），公共安全指数（110.11）略有上升，但居住环境指数（90.34）却有所下降，这表明，建设健康环境的重点在于居住环境的建设上。

在发展健康产业维度中，健康休闲运动指数提升较大（162.98），而健康服务业指数（113.78）和生物医药指数（111.05）发展程度比较接近。与2018年指数相比，健康休闲运动增加非常大，但健康服务业与生物医药的发展略有下降。

从15个二级指标指数值的比较来看，各指数之间尚存在发展不够均衡的情况（见表2）。从指数分布来看，发展指数位于前三位的分别为健康休

闲运动（162.98）、医疗健康（146.53）和健康文化（133.73）；位于后三位的分别为健康管理（88.94）、居住环境（90.34）和医疗服务（101.78）。最高二级指数值（健康休闲运动）是最低指数（健康管理）的1.83倍，与2018年的指数分布相比差距有所减少。为此，要提升上海整体健康水平，既需要做到均衡发展，更需要关注那些发展缓慢，甚至有所下降的方面（具体情况可参见核心指标的具体分布情况）。

表 2　二级评估维度分布情况

| 一级指标 | 二级指标 | 指数（2018） | 指数（2019） | 变　化 |
|---|---|---|---|---|
| 普及健康生活 | 健康教育 | 166.20 | 122.12 | -44.08 |
|  | 健康文化 | 91.98 | 133.73 | 41.75 |
|  | 健康行为 | 105.41 | 106.04 | 0.63 |
| 优化健康服务 | 公共卫生 | 97.58 | 122.03 | 24.45 |
|  | 健康管理 | 82.47 | 88.94 | 6.47 |
|  | 医疗服务 | 97.92 | 101.78 | 3.86 |
| 完善健康保障 | 制度保障 | 106.65 | 112.35 | 5.7 |
|  | 医疗健康 | 150.61 | 146.53 | -4.08 |
|  | 药品保障 | 103.71 | 109.83 | 6.12 |
| 建设健康环境 | 居住环境 | 98.29 | 90.34 | -7.95 |
|  | 食药健康 | 100.73 | 102.62 | 1.89 |
|  | 公共安全 | 103.71 | 110.11 | 6.4 |
| 发展健康产业 | 健康服务业 | 116.45 | 113.78 | -2.67 |
|  | 健康休闲运动 | 107.77 | 162.98 | 55.21 |
|  | 生物医药 | 114.26 | 111.05 | -3.21 |

需要指出的是，在同一评估维度当中，不同指标之间也出现发展较不平衡的现象，主要体现在发展健康产业指数上，其中健康休闲运动指数比生物

医药指数高出近 51.93，这表明健康休闲运动产业有较大崛起。从 2019 指数与 2018 指数的对比来看，健康休闲运动（55.21）、健康文化（41.75）和公共卫生（24.45）三个二级指标均有较大提升，但健康教育（-44.08）却有较大幅度下降。

3. 健康上海核心指标分布不够平衡，健康频率增加较快，药品价格合理比率有所下降。

从表 3 中可以具体看到健康上海三级核心指标的分布与排序情况。从健康水平来看，客观指标（人均预期寿命）指数值为 100.75，主观指标（身心健康信心度）指数值为 104.98，尽管前者高于后者，但差异并不大。这表明，不但上海的客观健康水平较高，而且市民也对保持健康状态较有信心。从 2019 年与 2018 年的指数比较来看，人们的健康信心有所增加。

在健康教育维度中，市民反映的垃圾分类情况改善较好，指数值达到了 150.77；健康素养水平有所提升，但参加健康自我管理小组人数几乎没有变化。与 2018 年的数据相比，只有健康素养水平有提高（15.0），垃圾分类情况和参加健康自我管理小组人数均有下降。这表明完全依赖市民的健康意识可能难长期改善垃圾分类情况，可能需要更多社会政策来促进市民的行动力。在健康文化维度中，三项指标均有提高。其中，文化休闲时间增加较多（148.08），其次为体育健身社会组织数量（137.98），而人均健身场地面积增加较少（115.13）。与 2018 年的数据相比，市民文化休闲时间的意识增加较快（高达 73.08）。这表明，上海的健康文化整体发展势态比较良好。

在健康行为维度中，市民参与体育锻炼的时间有很大程度的增加（159.26），比 2018 年指数增加了 44.45；经常参加体育锻炼人数比例也有所增加（104.66），与 2018 年指数基本持平；但是中小学生肥胖率却有较大增幅（54.19）。这表明，中小学生肥胖问题有较严重的发展趋势。

在公共卫生维度中，定点医疗机构数增加很快（167.25），与2018年指数相比增加了64.26；市民对流行病防治工作的评价有略微提升（101.84），比2018年指数上升了4.95；传染病死亡率也有所改善（97.01），比2018年指数下降4.15。这表明，传染病预防仍将是像上海这样的特大型城市面临的巨大挑战。

在健康管理维度中，老年医疗护理床位数（105.67）有所增加；尽管市民15分钟基本医疗卫生服务圈比率（60.54）仍然很低，但相对2018年的数据增长13.73。这表明，为市民尤其是为居住于新兴聚居区域的市民提供更为均衡、便捷的医疗卫生服务，仍然是未来上海健康管理工作的重点。

在医疗服务维度中，人均卫生费用（119.40）有较大幅度增加，基层医疗卫生机构从业人数（110.27）略有增长，但医疗服务问题发生情况改善不明显（75.67）。这表明，医疗服务的提升不仅需要从客观条件入手，更需要重视医疗服务问题的化解与应对。

在制度保障维度中，社会保障标准（121.81）有较大提高，城镇职工医疗保险参保人数略有增加（114.42）。

在医疗健康维度中，市民的健康商业医疗保险购买率（181.46）与2015年相比增加非常快，但与2016年数据相比，有所下降；而医疗救助金（143.45）的投入在持续增长；人均医疗保健支出（114.68）与前一年相比有所下降。从中可以看出，上海政府在医疗健康上的投入继续增加的同时，市民个人的投入却有所减少。

在药品保障维度中，医保定点药店（123.60）和医保药品品种（115.41）均有较大增长，药品价格合理比率（90.48）有所下降。这表明药品保障不能仅表现在提供药品环节，药品的价格也是重要的工作焦点。

在居住环境维度中，空气质量优良天数比率（99.87）和建成区绿化覆盖率（101.56）基本与前一年持平；但市民的生态环境安全感却有较大幅度的下降（69.59），可能是因为市民的居住环境意识更强，对环境质量的要求越来越高。

在食药健康维度中，主要食品安全总体风险监测合格率（100.52）、药品质量抽检总体合格率（100.82）和市民食品药品安全感（106.53）基本上保持了相似的发展趋势。这表明在食药健康方面，市民的感受与政府的工作有较高的一致性。此外，与 2018 年的数据相比，三项指数的稳定非常高。

在公共安全维度中，工伤认定数（113.00）和安全事故数（111.10）均有所下降，表明社会公共安全的客观环境有所改善，市民主观社会公共安全感（106.24）有所提高。与 2018 年的数据相比，三项指标均有所改善。

在健康服务业维度中，与 2018 年的数据相比，尽管市民的健康保健（111.51）的支出有所下降，但政府支出中占 GDP 比重（113.04）却有提高。

在健康休闲运动维度中，体育产业增加值（133.89）和占 GDP 比重（114.29）均有较大提高趋势，市民健康的意识有很大幅度的提高（240.75），比 2018 年的数据提高了 144.51。

最后，在生物医药维度中，生物医药制造业新产品销售收入（95.25）有较大减少，医药商品销售总额（121.76）和生物医药工业销售（116.13）有较大提升。上海医药商品对医疗终端的销售和零售市场的销售数据有所上升，但在两票制影响下的批发销售已降至谷底，未来将有上升空间。说明上海医药流通商业在政策影响下有所调整，但趋于平稳，正步入健康、快速的发展轨道。

表3　健康上海三级核心指标布情况

| 一级指标 | 二级指标 | 数据来源 | 三级指标 | 指数（2018） | 指数（2019） | 变化 |
|---|---|---|---|---|---|---|
| 健康水平 | 客观 | 政府 | 人均预期寿命 | 100.52 | 100.75 | 0.23 |
| | 主观 | 市民 | 身心健康信心度 | 98.19 | 104.98 | 6.79 |
| 普及健康生活 | 健康教育 | 政府 | 参加健康自我管理小组人数 | 125.71 | 100.00 | −25.71 |
| | | | 健康素养水平 | 100.59 | 115.59 | 15 |
| | | 市民 | 垃圾分类情况 | 272.31 | 150.77 | −121.54 |
| | 健康文化 | 政府 | 体育健身社会组织数量 | 99.82 | 137.98 | 38.16 |
| | | | 人均健身场地面积 | 101.12 | 115.13 | 14.01 |
| | | 市民 | 文化休闲时间 | 75.00 | 148.08 | 73.08 |
| | 健康行为 | 政府 | 中小学生肥胖率 | 97.98① | 54.19 | −43.79 |
| | | | 经常参加体育锻炼人数比例 | 103.43 | 104.66 | 1.23 |
| | | 市民 | 参与体育锻炼的时间 | 114.81 | 159.26 | 44.45 |
| 优化健康服务 | 公共卫生 | 政府 | 传染病死亡率 | 92.86② | 97.01 | 4.15 |
| | | | 定点医疗机构数 | 102.99③ | 167.25 | 64.26 |
| | | 市民 | 对流行病防治工作的评价 | 96.89 | 101.84 | 4.95 |
| | 健康管理 | 政府 | 老年医疗护理床位数 | 99.98 | 105.67 | 5.69 |
| | | | 残疾人康复服务的覆盖率 | 100.61 | 100.61④ | 0 |
| | | 市民 | 15分钟基本医疗卫生服务圈比率 | 46.81 | 60.54 | 13.73 |
| | 医疗服务 | 政府 | 人均卫生费用 | 114.51⑤ | 119.40⑥ | 4.89 |
| | | | 基层医疗卫生机构从业人数 | 103.06 | 110.27 | 7.21 |
| | | 市民 | 医疗服务问题发生率⑦ | 76.18 | 75.67 | −0.51 |

---

① 中小学生肥胖率，反向指标（下同），由于缺损2016年数据，替代为2015年数据除以2104年数据，取倒数。

② 传染病死亡率，反向指标，用2016年数据除以2015年数据，取倒数。下同。

③ 定点医疗机构数，由于缺损2015年数据，替代为2017年数据除以2016年数据。

④ 残疾人康复服务的覆盖率，由于缺损2017年数据，替代为2016年数据。

⑤ 人均卫生费用2018年指数，由于缺损2016年数据，替代为2015年数据除以2014年数据。

⑥ 人均卫生费用2019年指数，由于缺损2017年数据，替代为2016年数据。

⑦ 医疗服务问题发生率，为反向指标，用2016年数据除以2015年数据，取倒数。下同。

（续表）

| 一级指标 | 二级指标 | 数据来源 | 三级指标 | 指数（2018） | 指数（2019） | 变化 |
|---|---|---|---|---|---|---|
| 完善健康保障 | 制度保障 | 政府 | 社会保障标准 | 106.60 | 121.81 | 15.21 |
| | | 政府 | 城镇职工医疗保险参保人数 | 112.51 | 114.42 | 1.91 |
| | | 市民 | 医疗保障制度满意度 | 100.83① | 100.83 | 0 |
| | 医疗健康 | 政府 | 人均医疗保健支出 | 119.92 | 114.68 | −5.24 |
| | | 政府 | 医疗救助金 | 129.96 | 143.45 | 13.49 |
| | | 市民 | 健康商业医疗保险购买率 | 201.95 | 181.46 | −20.49 |
| | 药品保障 | 政府 | 医保药品品种 | 100.87② | 115.41 | 14.54 |
| | | 政府 | 医保定点药店 | 99.72 | 123.60 | 23.88 |
| | | 市民 | 药品价格合理比率 | 110.53③ | 90.48 | −20.05 |
| 建设健康环境 | 居住环境 | 政府 | 空气质量优良天数比率 | 100.53 | 99.87 | −0.66 |
| | | 政府 | 建成区绿化覆盖率 | 100.78 | 101.56 | 0.78 |
| | | 市民 | 生态环境安全感 | 93.56 | 69.59 | −23.97 |
| | 食药健康 | 政府 | 主要食品安全总体风险监测合格率 | 100.31 | 100.52 | 0.21 |
| | | 政府 | 药品质量抽检总体合格率 | 100.41 | 100.82 | 0.41 |
| | | 市民 | 食品药品安全感 | 101.47 | 106.53 | 5.06 |
| | 公共安全 | 政府 | 工伤认定数 | 107.41④ | 113.00 | 5.59 |
| | | 政府 | 安全事故 | 108.31⑤ | 111.10 | 2.79 |
| | | 市民 | 社会公共安全感 | 95.40 | 106.24 | 10.84 |
| 发展健康产业 | 健康服务业 | 政府 | 健康服务业增加值 | 116.79⑥ | 116.79 | 0 |
| | | 政府 | 占GDP比重 | 104.35 | 113.04 | 8.69 |
| | | 市民 | 健康保健的支出 | 128.20 | 111.51 | −16.69 |

① 医疗保障制度满意度，由于缺损2015年数据，替代为2017年数据除以2016年数据。

② 医保药品品种，由于缺损2015年和2016年数据，替代为2017年数据除以2014年数据，将其变化值除以3。

③ 药品价格合理比率，由于缺损2015年数据，替代为2017年数据除以2016年数据。

④ 工伤认定数，为反向指标，用2016年数据除以2015年数据，取倒数。下同。

⑤ 安全事故数，为反向指标，用2016年数据除以2015年数据，取倒数。下同。

⑥ 健康服务业增加值，由于缺损2015年数据，替代为2017年数据除以2016年数据。

（续表）

| 一级指标 | 二级指标 | 数据来源 | 三级指标 | 指数（2018） | 指数（2019） | 变化 |
|---|---|---|---|---|---|---|
| 发展健康产业 | 健康休闲运动 | 政府 | 体育产业增加值 | 119.94 | 133.89 | 13.95 |
| | | | 占 GDP 比重 | 107.14 | 114.29 | 7.15 |
| | | 市民 | 去健身场所的频率 | 96.24 | 240.75 | 144.51 |
| | 生物医药 | 政府 | 生物医药工业销售 | 105.01 | 116.13 | 11.12 |
| | | | 医药商品销售总额 | 113.81 | 121.76 | 7.95 |
| | | | 生物医药制造业新产品销售收入 | 123.97 | 95.25 | −28.72 |

从三级核心指标的排序来看，位于前五位的依次为去健身场所的频率（240.75）、健康商业医疗保险购买率（181.46）、定点医疗机构数（167.25）、参与体育锻炼的时间（159.26）、垃圾分类情况（150.77）、医疗救助金（143.45）；位于最后五位的依次为中小学生肥胖率（54.19）、15 分钟基本医疗卫生服务圈比率（60.54）、生态环境安全感（69.59）、医疗服务问题发生率（75.67）、药品价格合理比率（90.48）。从中可以看出，在上海市民主体健康行为有明显增加（如增加去健康场所的频率、增加参与体育锻炼的时间、购买医疗保障等）；但政府依然需要加大健康理念的宣传与投入（例如增加 15 分钟基本医疗卫生服务圈的建设，关注中小学生肥胖率、生态环境安全感和医疗服务问题等）。

与 2018 年的数据相比，进步最大的核心指标为去健身场所的频率（144.51）、文化休闲时间（73.08）、定点医疗机构数（64.26）、参与体育锻炼的时间（44.45）、体育健身社会组织数量（38.16）；下降幅度较大的核心指标有垃圾分类情况（−121.54）、中小学生肥胖率（−43.79）、生物医药制造业新产品销售收入（−28.72）、参加健康自我管理小组人数（−25.71）、生态环境安全感（−23.97）。其中垃圾分类的情况下降幅度较大，这表明市民垃圾分类意识有待提高，垃圾分类工作亟待推进。

## 四、推进健康上海持续发展的对策思路

随着我国经济社会发展进入新时代，人们对健康的追求愈发强烈，尤其随着人们消费结构的不断升级，社会人口老龄化越发加剧，健康事业与产业的发展将迎来一个发展的井喷期。正是在这一背景下，党的十九大报告提出要推进健康中国战略，进一步完善国民健康政策，深化医药卫生体制改革，健全药品供应保障制度，实施食品安全战略以及发展健康产业，这就为今后我国健康事业与产业发展提供了理论指引。正如前文所展示的，上海在推进"健康上海 2030"的实践过程中取得积极的成就，无论是普及健康生活、完善健康保障还是发展健康产业、建设健康环境等均处于较高水平。但正如健康上海指数诸方面所展示的，上海推进健康发展的某些方面还存在着一定的不均衡，这也是今后上海应着力推进发展提升的关键所在。

### 1. 以精益化内涵提升健康生活

作为一种生产理念，精益化要求生产以满足顾客的要求为导向，而且通过其对各个环节中采用的杜绝一切浪费（人力、物力、时间、空间）的方法与手段满足顾客对价格的要求。早在 20 世纪 70 年代，世界卫生组织（WHO）在其宪章中就提出新的健康观念：健康不仅是身体没有病，还要有完整的生理、心理状态和社会的适应能力。所谓的健康观念，其实就是调整习惯，进而调理身体。健康文化的教化功能，较普遍地表现在人们的健康卫生常识（观念）和健康行为、习俗的养成方面。在人们的社会生活中，与健康、医学相关的行为、习俗和生活常识确实非常普遍，它们既是健康文化的重要组成部分，又是健康文化实现教化功能的主要载体和具体内容。在前文

43

所述，健康生活指数中，健康教育指数最高，健康行为次之，最后为健康文化，这表明要提升上海的普及健康生活指数，需要以转变人们的健康观念，提倡健康文化为重点。而在提升健康文化的实践中，要贯彻精益化的思想，以人为本，从个体性的健康状况与需求出发，引导其健康新追求，从而在不断增益其内涵、质量的同时形成较为良好的健康服务系统实践。

### 2. 以精准化方向发展健康产业

随着消费升级呈现出旺盛的势头和活力，消费形态发生变化，追求健康生活成为消费新趋势。与此同时，生活压力增加、外部环境恶化也引发人们对健康问题的普遍关注，健康产业发展前景巨大。从 2012 年开始，我国健康服务产业的规模就不断扩大。2012 年至 2016 年甚至呈现快速增长趋势。据相关数据报道，健康服务产业总规模在 2020 年将达 8 万亿元，在 2030 年达到 16 万亿元。从前文来看，上海的健康服务业指数最高，生物医药指数次之，最后为健康休闲运动指数，可以说，上海健康产业的发展总情况比较良好，保持着增长趋势。但与此同时，还要注意到上海在生物医药发展以及健康休闲运动等方面，与全球城市相比还存在一定的不足，主要体现在生物医药与休闲运动领域内的产业化与创新性仍有待提升，尤其是健康问题的个性化使得产业化的精准发展成为必要，如发展基于人体生命信息与生活轨迹信息，借助人工智能数据分析技术平台，实现生命数字化和生活轨迹数据化，根据体征信息、生活方式及偏好制定智能健康干预方案等相关产业，需要得到重视。

### 3. 以精细化思路提升健康服务水平

健康上海的关键在于健康服务的提升。随着我国居民生活水平提高、健康意识增强，健康服务地位也明显提高，如今已成为人民生活中的"刚需"。

健康管理行业因其预防、调养的基调和个体化管理的特性，正在成为预防医学的主流。随着互联网的发展，大数据从个人病历、POCT 设备（Point-of-care testing，即时检验设备）、各类健康智能设备、手机 App 中大量涌现。而中国的医疗健康数据体量之大，如果能够加以合理分析，从中得出的洞见足以在很大程度上控制疾病的发生。如前所述，在健康服务指数中，医疗服务指数最高，公共卫生指数次之，健康管理指数最低，反映出上海在医疗服务相对较为完善的同时，健康管理有待进一步加强。其实，从未来健康发展的大趋势来看，对个人或人群的健康危险因素进行全面管理的过程，调动个人及集体的积极性，有效地利用有限的资源来达到最大的健康效果是重要的发展趋势。相比之下，我国乃至于上海的健康发展关注点还在于对医疗服务提供、健康环境营造等方面，今后还应更加关注以预防和控制疾病发生与发展，降低医疗费用，提高生命质量为目的，针对个体及群体进行的健康管理教育；在提高自我管理意识和水平的同时，以精细化思路对其生活方式相关的健康危险因素，通过健康信息采集、健康检测、健康评估、个性化监看管理方案、健康干预等手段持续加以改善。

# 从爱国卫生运动到健康上海行动

崔元起\*

为落实健康中国战略，推进健康上海建设，2019 年 8 月 28 日市政府印发《关于推进健康上海行动的实施意见》，号召凝聚全社会力量，形成"健康上海，人人行动，人人受益"强大健康促进合力，切实加强健康上海建设。回顾健康上海走过的历程，从最初的爱国卫生运动，到健康城市建设，再到健康上海行动，上海一步一个脚印，不断完善着现代化国际大都市的健康之路，努力为市民创造高品质健康生活。本文从爱国卫生运动、健康城市建设和健康上海行动概述健康上海建设的历程。

## 一、广泛开展爱国卫生运动

爱国卫生运动是我们党把群众路线运用于卫生防病工作的伟大创举和成功实践。新中国成立伊始，毛泽东亲笔题词："动员起来，讲究卫生，减少疾病，提高健康水平"，掀开了爱国卫生运动的序幕，目的是要尽快改善全国卫生状况，控制传染病流行。

上海有着爱国卫生运动的光荣历史和优良传统，67 年来，上海的爱卫

---

\* 作者为上海市卫生健康委员会工作人员。

工作始终以解决人民群众生产生活中的突出卫生问题为主要内容，围绕不同时期工作重点，先后开展了"除四害"、血吸虫病防治、农村改水改厕、城乡卫生创建等一系列卓有成效的工作，为改善城乡环境、预防控制疾病、提升群众文明素质、促进人民健康发挥了重要作用。

在农村改水改厕方面，上海分别在1994年和1998年在全国率先完成农村自来水和农村无害化卫生户厕的基本全覆盖。目前，全市已实现城乡一体化供水，农村无害化卫生户厕实现全覆盖。

在血吸虫病防治领域，上海原来是全国血吸虫病严重流行区域之一。但经过30余年的艰苦奋斗，于1985年在全国率先实现消灭血吸虫病，使当时市郊9个县156个镇300余万疫区人民从此摆脱了血吸虫病的危害和威胁。截至2018年底，全市已连续44年无内源性急性血吸虫病感染、无阳性钉螺；连续40年无新病人、新病畜，连续33年巩固了全市消灭血吸虫病的成果。

在环境整治和卫生创建方面，1990年上海市获"全国十佳卫生城市称号"，此后10年间，在全国历次城市卫生检查评比活动中名列前茅。至2014年底，全市16个区（不含当时的崇明县）全部建成国家卫生区，成为全国第一个实现国家卫生区全覆盖的省市，并多次受到全国爱卫会的表扬；有85个镇建成国家卫生镇，在直辖市中处于领先地位。崇明行政区划调整为区以后，也在积极创建国家卫生区，并取得良好成效。

回顾67年来不平凡的历程，上海的爱国卫生运动和全国一样，取得辉煌成就。2017年世界卫生组织向中国政府颁发"社会健康治理杰出典范奖"，表彰爱国卫生运动取得的辉煌成就。世界卫生组织指出，早在"健康融入所有政策"成为全球公共卫生界的口号前，我国就已通过爱国卫生运动

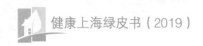

践行这一原则，为提高中国人民的健康水平作出巨大贡献，并为全球其他国家，通过跨部门合作和全社会动员解决重大公共卫生问题，提供了可借鉴的模式。

## 二、开展健康城市建设

### （一）背景

健康城市是 20 世纪 80 年代中期世界卫生组织（WHO）面对 21 世纪城市化问题给人类健康带来挑战而倡导的一项全球性行动战略。1994 年，北京东城区、上海嘉定区分别作为"开发建设的老城区"和"农村向城市化发展的新城区"的代表，成为原中国国家卫生部和 WHO 合作开展中国健康城市项目的试点。1996 年，上海又实施世界银行贷款疾病预防健康促进子项目（简称卫Ⅶ项目），在慢性病防治工作的机构、网络、政策、模式等方面形成统一格局。这些实践为上海全面实施建设健康城市行动打下了基础。

21 世纪初，上海社会经济发展快速，但城乡生态环境治理任务迫切，民众健康需求与不健康生活方式矛盾凸显，人口老龄化和疾病谱变化对医疗保障与卫生服务能力提出挑战。通过实施全面有效的健康促进，加快改善城市环境质量和健康支持水平，提高民众健康素养渐成社会共识。时逢爱国卫生运动开展 50 周年，随着城市管理方式发生转变，谋求爱国卫生运动转型发展成为急需破解的命题。而进入新世纪的上海根据国家战略提出了建成"一个龙头、四个中心"的国际化现代化大都市的发展目标；提升城市综合竞争力，建设社会、环境、人群健康相谐的"健康城市"，已成城市发展的必由之选。根据上海市政府要求，市爱国卫生运动委员会牵头，研究编制建设健康城市行动计划。

（二）主要做法

2003 年，上海在全国特大型城市中首先启动建设健康城市行动，迄今已经完成五轮"上海市建设健康城市三年行动计划"；2005 年，"上海市爱国卫生运动委员会"正式增挂"上海市健康促进委员会"的牌子，上海也成为国内最早设立"健康促进委员会"的省市。自 2003 年起，以每三年为一个周期，先后完成 5 轮行动。各轮健康城市行动计划的目标、任务、措施与方法的设定，基于如下思路：一是城市发展有要求，紧紧围绕城市发展战略定位设置行动目标。二是部门履职有需求，具体任务与各相关部门的发展规划融合推进，体现健康融入所有政策；条线之间、条块之间形成合力。三是社会公众易参与，民众既是受益主体也是行为主体，重点项目、行动以社区（含功能社区）为切入点，凸显以人的健康为中心。四是工作效果可评估，通过科学评估使行动效果量化显现。

在目标设定方面，从坚持健康环境、健康人群、健康社会协调发展，进一步拓展到健康服务、健康文化领域，着力点放在解决最迫切的健康行为危害因素上，全力倡导健康生活方式。在措施设定方面：相对聚焦于健康促进支持性环境建设、健康管理与服务能力提升，设计并组织实施以市民为主体的重点推进行动，即："五个人人"[①]行动，且在不同的行动周期赋予动态内涵。在工作方法方面，探索由"运动式整治"转向"项目化管理"；既保持科学化、专业化发展又凸显"社会动员"传统优势；持续固化工作平台，谋求跨部门合作共赢。

49

---

① 上海结合爱国卫生运动和健康城区建设提出的引导市民健康生活方式的一项活动，其内涵是动态变化的。

在推进落实上，上海市各级政府把建设健康城市置于城市建设与发展的全局中通盘考虑、宏观决策，使"政府主导、部门配合、社会参与"的健康促进工作机制得到不断完善。各地区、部门在制定政策时，"以健康融入万策"为指导，在程序上更加注重听取卫生等部门的意见，更加注重听取广大市民的意见，并认真研究采纳部门和市民的相关意见和建议。同时，健康城市行动计划的推进紧密结合国家卫生区镇创建巩固等工作，依托全民健康生活方式行动、市民健康素养提升行动、无烟城市倡导行动等平台，充分整合现有的工作资源，打出一套"组合拳"。

（三）成效与经验

全市人口期望寿命、孕产妇死亡率、婴儿死亡率等 3 项指标已持续多年达到世界发达国家和地区水平，市民健康素养水平从 2008 年的 6.97% 上升至 2018 年的 28.38%，10 年时间提升 21.41%，显著高于全国平均水平。合理膳食理念、食品安全核心知识的公众知晓率稳步提升，2017 年食品安全知晓率为 80.2%；成人吸烟率呈下降趋势，场所内人群吸烟率降至 0.84%，公共场所二手烟暴露率继续降低；经常参加体育锻炼人口提高至 42.2%。同时，与健康城市项目相关的指标均有显著改善：城镇污水处理率提高至 94.3%，环境空气质量优良率（AQI）上升至 78.8%，生活垃圾无害化处理率达 100%，城镇污水处理率达 92.8%，食品安全风险监测总体合格率达 97%。全市健康人群、健康环境与健康社会的建设力度、支持水平与综合水准稳步提升。主要的经验为：

1. 凸显政府主导，加强多部门合作

市和各级政府把建设健康城市行动列入核心议事日程，从公共财政上予以切实保障。最初在市的层面建立"建设健康城市行动联席会议"，于 2005

年对市爱卫会成员作调整、增挂健康促进委员会牌子，总体负责制定目标任务、保障措施和职责分工；成立由跨学科专家组成的技术指导组；通过定期例会机制推进行动。市各承担任务的职能部门在制定落实专项计划的过程中寻求相互合作，每项重点推进活动均由牵头部门和协助部门合力完成，从而使行政资源发挥叠加优势；在区（县）层面，立足全市行动计划的既定任务，采取"规定动作"与"个性动作"相结合的方式，因地制宜编制和实施建设健康城区（县）行动计划。这一框架的建立，使市和区两级政府在行动中承担任务的职能部门围绕共同目标，各司其职、分工合作、优势互补。

2. 引导社会参与，完善多元化保障

承担任务的职能部门根据既定计划，以有目标交集的工作为切入点，联合策划、共同实施可吸引社会成员参与的专项倡导和治理活动。市和各级健促委以健康城区以及健康社区、健康场所和健康自我管理小组、健康家庭等各类健康细胞工程建设为抓手，按照"整体推进、个性发展"原则，激励公众参与健康促进特色活动，提升区域健康支持性环境品质。各级健促委尝试与相关部门、专业学会和行业协会、非政府组织等开展公益合作，如：争取社会资金支持实施"减盐低油"倡导项目，迈出了覆盖全市所有家庭、以实物型宣传品为内容的健康传播行动步伐。2010年以打造"健康世博"为契机，建立并固化由市健促办编制内容、用财政专项资金、以市政府名义实施的"健康读本＋支持性工具"发放项目。每年市财政安排3000余万元专项预算用于发放项目，持续实施至今。

51

3. 完善项目管理，推进法制化建设

坚持人群健康促进与场所健康促进并重，健康机关、健康医院、健康学校以及健康企业、健康楼宇、健康市场、健康村庄、健康军营等特色项目将行动与公众生活紧密结合起来；通过推进健康场所建设，帮助不同经营性质的场所从员工体检管理入手，在饮食控制、体育健身、职业危害因素控制等方面施行有效干预。而自2007年起，在全市范围内试点以高血压人群为切入点、逐渐转向以所有人群为参与对象的市民健康自我管理小组建设项目，先后吸纳逾50万名市民参加；项目按照"政府倡导、部门合作、社区实施、专业指导"的方式组织运行，建立了"专群合作、组员互助、自我管理"的模式，辐射带动了健康家庭等项目的开展。同时，充分发挥环境保护、市容卫生监管、食品安全监管、道路交通安全、公共卫生监管等相关法律政策的制约力，推动健康促进环境在依法共治下得到优化。例如：把握"无烟世博"项目从目标制定到成功实施的每个环节，助推控烟法规立法、执行乃至进一步完善。无烟世博经验在第九届全球健康促进大会期间得到进一步弘扬，以"室内公共场所全面禁烟"为核心的控烟条例修正案实施平稳有序。

### 4. 加强合作交流，提升国际影响力

为进一步提升本市建设健康城市工作水平，上海非常重视争取世界卫生组织（WHO）等国际组织和国内外专业机构、学术团体的指导和支持，有重点地借鉴国内外城市与地区的有效做法和先进经验。自2005年成功举办"上海健康城市国际论坛"后，围绕不同主题，相继举办2006年"上海·金山健康城市建设论坛"、2007年"健康校园论坛"、2009年"健康社区论坛"和2011年"WHO西太区慢性病论坛"。尤其是2016年，由世界卫生组织与原国家卫生部联合主办、上海市政府承办的"第九届全球健康促进大会"为全球提供了健康促进的中国经验和上海案例，形成了引领健康促进和健康

城市当前及未来实践的纲领性文件。

## 5．开展科学评估，注重工作实效

建设健康城市的评估工作注重"社会评价、市民评判、科学数据评定"，在评价过程中做到评估主体内外结合，注重客观性；评估方法定量和定性结合，注重科学性；评估内容点与面结合，注重操作性；评估指标过程与效果相结合，注重全面性。为此，在首轮行动计划实施之初，市爱卫会就聘请本市社会学、医学、健康促进、疾病控制等领域的知名学者组建技术指导组，负责工作实施中的策略咨询、技术指导和监测评估，依靠科学，运用技术，提高工作效率。每轮行动结束前，均对行动计划的实施效果、指标完成情况等进行科学评估，并在此基础上，依据循证原则，组织编制新一轮行动计划。

## 三、推进健康上海行动

为推进健康中国建设，2016 年 10 月 25 日，党中央、国务院颁布《"健康中国 2030"规划纲要》，这是我国首次在国家层面提出健康领域的中长期战略规划。按照国家统一部署，2017 年上海市编制出台《"健康上海 2030"规划纲要》。《纲要》从普及健康生活、优化健康服务、完善健康保障、建设健康环境、发展健康产业等五个方面，明确实施的主要举措。《纲要》围绕"健康"主题，更加重视"全面"，将健康融入所有政策，关注影响健康的各种因素；更加重视"参与"，从"治病"转向"防病"，鼓励市民共建共享；更加重视"公平"，关注全人群、全周期健康，提升服务质量与保障水平。

《"健康上海 2030"规划纲要》作为未来 15 年推进健康上海建设的行动纲领，给我们描绘了上海这座城市美好的健康愿景。但是要把美好愿景转化

53

为现实，还需要形成健康上海建设的任务书、时间表和路线图。根据国务院印发的《关于实施健康行动的意见》和健康中国行动推进委员会颁发的《健康中国行动（2019—2030 年）》，上海市政府出台《关于推进健康上海行动的实施意见》，上海市健康促进委员会印发《健康上海行动（2019—2030 年）》，决定在全市推进健康上海行动。这是全国第一个省级中长期健康行动方案。

《健康上海行动（2019—2030 年）》坚持"健康优先、预防为主、共建共享、促进公平"的基本原则，巩固健康城市建设成果，提升健康上海能级，对标国际一流标准，着眼民生健康福祉，到 2030 年，使上海市居民主要健康指标在已达到世界发达国家先进水平的基础上，有更大的提升，率先实现可持续健康发展目标，使上海成为具有全球影响力的健康科技创新中心和全球健康城市典范。

市委常委会审议指出：要精准对接人民群众对美好健康生活的需要，对标国际最高标准、最好水平，全面提升健康上海建设能级。加强组织领导，健全支撑体系，各区各部门通力合作，切实推进健康融入所有政策，着力改善"一老一小"等重点人群健康服务。加强宣传引导，动员各方参与，大力营造"健康上海、人人参与、人人受益"的良好氛围。

《健康上海行动（2019—2030 年）》全面贯彻落实《健康中国行动（2019—2030 年）》中的行动任务，同时根据健康上海建设的实际情况，对接中央对上海的战略定位和要求，对标最高标准、最好水平，凸显前瞻性、创新性和引领性，做好"加法"，突出健康信息化、长三角一体化及健康国际化，增加了相关的行动。在内容设计上，力求做到目标任务可测量、可操作、可考核、可评估，目标远近结合，重点突出 2022 年和 2030 年两个时间节点。最终《健康上海行动（2019—2030 年）》形成 18 个重大专项行动，共 100 条举措，其主要内容为：

一是围绕普及健康生活实施五大行动。主要包括：健康知识普及行动、合理膳食行动、全民健身行动、控烟行动、心理健康促进行动等专项行动，共推出 13 条举措。坚持政府主导、部门协作、社会动员、全民参与，以预防为主，通过实施这些专项行动，建立全社会参与的健康教育工作机制，深入开展全民健康教育，大力普及健康文化理念，增强公众个人健康主体责任意识，鼓励居民参加健康自我管理小组，发挥公务员在健康促进中的示范引领作用；实施《国民营养计划（2017—2030 年）》，引导市民合理膳食；完善全民健身公共服务，推进全民健身活动；推进控烟宣传教育、公共场所控烟监督执法、戒烟服务网络建设等控烟履约工作；开展心理健康促进行动，加强心理健康服务能力建设。

二是围绕优化健康服务实施七大行动。主要包括：人群健康促进行动、慢性病防治行动、传染病及地方病防控行动、公共卫生体系提升行动、医疗服务体系优化行动、社区健康服务促进行动、中医药促进健康行动等专项行动，共推出 47 条举措，不断增强市民群众的健康获得感。通过加强健康服务管理，强化公共卫生服务、优化医疗服务、促进社区健康服务等措施，不断完善全人群全生命周期健康服务体系；围绕妇幼、中小学、老年、残疾人等重点人群开展健康行动，深入推进健康扶贫，维护和保障市民全生命周期健康；实施慢性病综合防治策略，深化落实"医防融合"机制，聚焦心脑血管疾病、癌症、慢性呼吸系统疾病，对糖尿病和骨骼、视觉、口腔等开展健康促进专项计划；实施传染病及地方病防控行动，加强传染病监测、预警、救治等体系建设；加强公共卫生体系、医疗服务体系建设，深入开展社区健康服务和中医药服务。

三是围绕完善健康保障实施健康保障完善行动。主要推出 5 条举措，包括：健全医疗保障体系，优化医保管理服务，深化医保支付方式改革，完善医保基金预算管理，提高医保基金管理的科学化、精细化水平；完善上海市医保药品目录，完善药品价格形成机制，加强对药品、耗材价格监管，引导药品市场合理形成价格；开展仿制药质量和疗效一致性评价，保障药品安全性、有效性；开展健康保险交易平台建设。

四是围绕建设健康环境实施健康环境促进行动。主要推出 9 条举措，包括：继承和发扬爱国卫生运动优良传统，持续巩固提升国家卫生区镇创建，开展健康城市、健康村镇建设；加强大气、水、土壤环境保护；推进垃圾综合治理和绿化环境建设，实现居住区、单位、公共场所生活垃圾分类全覆盖；加强环境与健康监测、调查和风险评估；构建安全的食品环境；促进道路交通安全，减少交通事故的发生；维护室内、车内环境健康安全。

五是围绕发展健康产业实施健康服务业发展行动。主要推出 8 条举措，包括：推进"5+X"健康服务业集聚区 ① 建设，促进健康服务业高端化、国际化、集聚化发展；培育社会办医品牌；有序发展前沿医疗服务；发展中医药健康服务业，提高中医药对健康服务业发展的贡献度；加快生物医药科技研发及成果转化与应用；提升临床研究策源力；发展健康金融。

六是围绕服务能级提升实施三大行动。主要包括：健康信息化行动、

---

① "5"代表上海国际医学园区、新虹桥国际医学中心、嘉定精准医疗和健康服务集聚区、普陀桃浦国际健康创新产业园和徐汇枫林生命健康产业园区。"X"指在杨浦、奉贤、金山、崇明、松江等地建设若干健康服务业集聚区。

长三角健康一体化行动、健康国际化行动，共推出 18 条举措，包括：加强健康服务信息互联互通互认，建立和完善全民健康信息平台，完善"上海健康云"平台，促进健康医疗大数据深度挖掘、广泛应用，更好服务社会；推进长三角健康一体化发展，建立更加有效的健康联动发展体制机制，打造标准规范互认、信息互联互通、服务便利有序、医学科技发达的健康长三角；创新健康领域的对外合作机制，积极参与卫生健康领域国际合作，提升上海在全球卫生健康治理领域内的影响力。

《健康上海行动（2019—2030 年）》凸显上海健康治理的四个特点：

一是更加重视体系建设。均衡布局优质健康服务资源，聚焦市民在医疗服务、公共卫生、社区健康、中医药服务及健康保障领域的需求，构建完善的健康服务体系，筑牢织密一张守护 2400 万市民的"生命健康网"。

二是更加注重改革创新。发挥科技创新和信息化支撑作用，加快健康重点领域和关键环节的改革开放，增强健康领域制度供给能力，发挥上海在全国乃至全球健康城市建设中的引领示范作用。

三是更加强调社会共治。强调社区、企事业单位、社会组织、家庭、个人共同的健康责任和义务，全社会动员，激发全民热情，培育健康文化，掀起健康上海建设的热潮。

四是更加突出部门联动。组织市委、市政府 40 多个部门共同编制、实施《健康上海行动（2019—2030 年）》，形成"大健康"格局。将健康融入所有政策，在全国率先建立重大项目、重要政策健康影响评价机制。把健康中国战略纳入领导干部专题培训，把健康上海行动执行情况纳入各级党委和政府考核内容。

为保证健康上海行动目标实现，《健康上海行动（2019—2030 年）》提出在市委、市政府领导下，由市健康促进委员会统筹推进实施健康上海行动，全市各区、各部门要围绕健康上海行动，通力合作、各负其责，制定具体实施方案并有序推进，建立监测评价机制，完善考核机制和问责制度，把健康上海行动执行情况纳入各级党委和政府考核内容。同时动员社会各方参与，凝聚全社会力量，落实个人健康责任，形成健康促进的强大合力，积极参与健康上海行动。

分报告

# 上海健康老龄化的进程与思考

于　宁*

　　1987年世界卫生大会首次使用"健康老龄化"概念，其含义是努力改善老年人口群体的躯体与心理健康状况，使老年人口的平均预期健康寿命的增长速度快于平均预期寿命的提高速度，以不断增大平均预期健康期在老年人口整个生命期中的比重。上海作为中国最早进入老龄化社会的城市，早在1979年户籍老年人口数量已超过总人口的10%，2018年底，60岁及以上户籍老年人口已达503.28万人，占总人口的34.4%；80岁及以上高龄老年人口81.67万人，占60岁及以上老年人口的16.2%，占总人口的5.6%。面对银色浪潮的挑战，如何帮助老年人实现身体、心理与社会适应的完好状态，从而促进城市活力的焕发，正是健康老龄化的要义所在。

　　本研究的主要数据资料来源由以下几方面组成。首先，以"上海市老年人口状况和意愿调查"数据为基础，该项调查由上海市老龄科学研究中心与上海社会科学院城市与人口发展研究所联合组织，至今已进行了5次，调查年份为1998年、2003年、2005年、2008年以及2013年，这五次抽样调查60岁及以上老年人口样本量分别为3524人、3865人、2072人、2869

---

* 作者系上海社会科学院科研人员。

人、2768 人。其次，以《第四次中国城乡老年人生活状况抽样调查上海地区状况报告》数据为延续，该项调查是 2015 年 8 月全国老龄办开展的关于老年人生活状况的国情调查，上海作为调查地区之一，抽样方案及过程由全国老龄办统一制定和实施，有效样本量为 4301 人。同时，以本文作者 2017 年进行的《上海市积极老龄化情况调查》为补充，参考上述两项调查的问卷设计，以常住上海的中、低龄老人为主要调查对象，掌握最新数据与变化动向。本次调查采用受访者电子问卷自答与调查员协助填写相结合的形式，共回收问卷 112 份，有效问卷 103 份。尽管样本数量不是很大，但是能在有限时间内积极展开这次调查，对于了解上海健康老龄化进程中的相关情况仍是有益补充。此外，对于上海全市户籍老年人口及相关数据资料，则以历年《上海统计年鉴》、《上海市老年人口和老龄事业监测统计数据》、《上海市老龄事业发展报告书》等为主要来源。

综上所述，如无特别说明，下文有关 1998—2013 年的老年人口调查数据均来源于"上海市老年人口状况和意愿调查"；2015 年老年人口调查数据来源于《第四次中国城乡老年人生活状况抽样调查上海地区状况报告》；2017 年老年人口调查数据来源于《上海市积极老龄化情况调查》；上海全市户籍老年人口与老龄事业相关数据来源于《上海统计年鉴》、《上海市老年人口和老龄事业监测统计数据》、《上海市老龄事业发展报告书》。

## 一、老年人口自评健康状况

就老年人口自评健康状况而言，1998 年以来整体呈现提高态势，自评健康状况为"不好或不太好"的老人比例逐次下降，至 2013 年已有超过三分之一的老人自评健康状况为"较好或很好"，2017 年自评健康状况为"较好或很好"的老人超过40%，为历次调查最高。老年人口自评健康状况的改善一方面是由于医疗技术提升、保健意识增强而引起的健康状况的实质性提升，另一方面也与社会氛围和谐友好、老年人精神面貌改善有一定关系。

表1　老年人口自评健康状况

（单位：%）

|  | 1998年 | 2003年 | 2005年 | 2008年 | 2013年 | 2017年 |
|---|---|---|---|---|---|---|
| 不好或不太好 | 34.1 | 32.7 | 31.1 | 21.5 | 13.5 | 7.8 |
| 一　　般 | 39.4 | 47.9 | 48.7 | 51.3 | 51.7 | 51.5 |
| 较好或很好 | 26.1 | 19.2 | 20.1 | 27.0 | 34.8 | 40.8 |
| 无法回答 | 0.4 | 0.2 | 0.1 | 0.2 | — | — |
| 总　　计 | 100 | 100 | 100 | 100 | 100 | 100 |

分年龄组别来看，老年人口自评健康状况在各次调查中均表现出低龄老人组（60—69岁）显著好于高龄老人组（80岁及以上）的特征。[①]1998年，低龄老人自评健康状况为"较好或很好"的比重为29.4%，比高龄老人高出了近7个百分点；自评健康状况为"不好或不太好"的比例为30.4%，比高龄老人低了近11.3个百分点。2003年，低龄老人自评健康状况为"较好或很好"的比重为24.6%，比高龄老人高出了12.7%；自评健康状况为"不好或不太好"的比例为26.1%，比高龄老人低了近15个百分点。2005年，低龄老人自评健康状况为"较好或很好"的比重为26%，比高龄老人高出了14.8%；自评健康状况为"不好或不太好"的比例为23.6%，比高龄老人低了近22个百分点。2008年，低龄老人自评健康状况为"较好或很好"的比重为33.9%，比高龄老人高出了15.1%；自评健康状况为"不好或不太好"

---

① 由于2017年问卷调查的主题为上海市积极老龄化情况，主要受访对象多为中、低龄老人，因此，该次调查数据不进行分年龄组的数据分析。

的比例为14.6%，比高龄老人低了19个百分点。2013年，低龄老人自评健康状况为"较好或很好"的比重为41.8%，比高龄老人高出了近20个百分点；自评健康状况为"不好或不太好"的比例仅为7.5%，比高龄老人低了近20个百分点。同时，随着时间的推移，各年龄组老人的自评健康状况整体来看也是逐渐提高的。

## 二、老年人口身体健康情况

以患病率数据来分析老年人口的身体健康情况可以发现，1998年以来老年人口中没有患病的老人比例有较为显著的下降，从1998年的30.5%降至2017年的12.6%，这意味着更多老人在健康方面存在一定问题。

### 表 2　老年人口患病情况

（单位：%）

|  | 1998 年 | 2003 年 | 2005 年 | 2008 年 | 2013 年 | 2017 年 |
|---|---|---|---|---|---|---|
| 没有患病 | 30.5 | 24.1 | 12 | 16.3 | 16.4 | 12.6 |
| 患有疾病 | 69.5 | 75.9 | 88 | 83.7 | 83.6 | 87.4 |

结合预期寿命变化情况来看，1990年上海户籍人口预期寿命为75.46岁，其中男性为73.16岁，女性为77.74岁；2018年提高为83.63岁，其中男性为81.25岁，女性为86.08岁。[1] 随着人口预期寿命的延长，高龄阶段老人的比例也将提高，其身体机能随着年龄增长而衰退、健康状况也随之下降，这也是老年人口患病率上升的一个可能原因，因此，老年群体的疾病防治与保健工作任重而道远。

---

[1]　数据来源：《2018年上海市老年人口和老龄事业监测统计信息》。

从历次调查老年人患病率的排序情况来看，高血压一直是老年人患病率最高的疾病，且患者比例也有明显上升，从1998年的32.5%到2015年的48.1%，期间最高为2013年的51.6%，这意味着有一半以上的受访老人都患有高血压。具体而言，1998—2008年以及2017年患病率最高的前四种疾病依次为高血压、骨关节炎、冠心病、支气管炎；2013年则在排序上有所变化，依次为高血压、冠心病、骨关节炎、支气管炎；2015年则在疾病种类上出现变化，患病率最高的四种疾病依次为高血压、骨关节病、心脑血管疾病、白内障/青光眼，而且其患病率均高达四分之一以上，这是与前几次调查显著不同之处。通过对老年群体患病率情况的调查，有助于更有针对性地开展相关疾病防治工作，对于提升老年人口健康水平、增强自我保健意识将具有指导作用。

表3　老年人口患病率情况对比

（单位：%）

| 排序 | 1998 年 | | 2003 年 | | 2005 年 | |
|---|---|---|---|---|---|---|
| | 疾病种类 | 比例 | 疾病种类 | 比例 | 疾病种类 | 比例 |
| 1 | 高血压 | 32.5 | 高血压 | 45.2 | 高血压 | 49.2 |
| 2 | 骨关节炎 | 28.9 | 骨关节炎 | 33 | 骨关节炎 | 30.5 |
| 3 | 冠心病 | 24.2 | 冠心病 | 29.3 | 冠心病 | 27.3 |
| 4 | 支气管炎 | 20.1 | 支气管炎 | 18.4 | 支气管炎 | 18.4 |

| 排序 | 2008 年 | | 2013 年 | | 2015 年 | | 2017 年 | |
|---|---|---|---|---|---|---|---|---|
| | 疾病种类 | 比例 | 疾病种类 | 比例 | 疾病种类 | 比例 | 疾病种类 | 比例 |
| 1 | 高血压 | 49.3 | 高血压 | 51.6 | 高血压 | 48.1 | 高血压 | 47.6 |
| 2 | 骨关节炎 | 29.9 | 冠心病 | 26.3 | 骨关节病 | 30.4 | 骨关节炎 | 33.0 |
| 3 | 冠心病 | 24.5 | 骨关节炎 | 21.7 | 心脑血管疾病 | 27.8 | 冠心病 | 27.2 |
| 4 | 支气管炎 | 13.0 | 支气管炎 | 13.0 | 白内障/青光眼 | 26.7 | 支气管炎 | 22.3 |

为推进社区慢性病筛查、管理和干预，进一步强化社区慢性病患者健康管理，上海市制定并实施了《上海市社区健康管理工作规范—慢性病综合防治（2017年版）》，对高血压、糖尿病患者进行规范管理；同时做实家庭医生签约服务机制，居民可选择1家社区、1家区级和1家市级医疗机构签约，形成"1+1+1"签约医疗机构组合，优先满足本市60岁以上老年人、慢性病居民的签约需求，[①]签约后，居民可享有健康评估、全程健康管理、长处方与延伸处方、优先获取上级医院专科资源等多项优惠。

## 三、老年人口心理健康情况

健康老龄化不仅关注老年阶段的身体健康，同时也关注老年阶段的心理健康，身心健康是健康老龄化的外延所在。由于历次调查在老人心理健康状况方面的问题有所调整，因此本文将其进行归纳整理后形成表4数据进行比较分析。

整体而言，老年人口的心理健康处于较好的状态，各项调查指标都是以正面回答为主。具体来看，心理承受能力良好的老人各次调查均占70%以上，从1998年的70.5%到2005年的77.3%，提升较为显著；安全感较强的老人占比也基本在三分之一以上，1998—2005年的数据变化不大；老人的孤独感从1998—2008年有所减轻，从1998年的8.3%降至2008年的4.3%，2013年的13.3%可能与问卷设计问题的调整有关，2015年在统一口径问题下，该指标比重又显著下降至3%，为历次调查最低，2017年的调查数据也

66

① 签约居民在"1+1+1"组合内可任意就诊，如需到组合外就诊的，需由家庭医生（或签约医疗机构）转诊。

表 4　老人心理健康状况

（单位：%）

|  | 1998 年 | 2003 年 | 2005 年 | 2008 年 | 2013 年 | 2015 年 | 2017 年 |
|---|---|---|---|---|---|---|---|
| **心理承受能力** |  |  |  |  |  |  |  |
| 良好 | 70.5 | 78.4 | 77.3 | — | — | — | 77.7 |
| 一般 | 13.3 | 11.8 | 13.3 | — | — | — | 16.5 |
| 较差 | 15 | 7.9 | 8.1 | — | — | — | 4.9 |
| **安全感** |  |  |  |  |  |  |  |
| 较强 | 70.7 | 67.3 | 72.4 | — | — | — | 66.0 |
| 一般 | 21.1 | 22.6 | 18.4 | — | — | — | 26.2 |
| 较弱 | 7.3 | 7.7 | 6.7 | — | — | — | 7.8 |
| **孤独感** |  |  |  |  |  |  |  |
| 较强 | 8.3 | 6.3 | 6 | 4.3 | 13.3 | 3 | 3.9 |
| 一般 | 15.4 | 18.2 | 13.8 | 25.4 | — | 19.4 | 24.3 |
| 较弱 | 75.2 | 73.4 | 78.1 | 64.5 | — | 77.6 | 71.8 |
| **对目前生活基本满意** | — | — | — | — | 82.2 | 70.1 | 92.2 |
| **心情愉快** | — | — | — | — | 73.9 | 78.4 | 93.2 |

低于 4%。老年人孤独感的减轻与近年来政府、社会、社区、家庭对老年群体生活状态的关注重视密不可分。2013 年、2015 年、2017 年的问卷还结合老年人幸福感问题进行了调查，2013 年有 82.2% 的老人对目前生活基本满意，2015 年该比例降为 70.1%；心情愉快的老人比例 2013 年为 73.9%，2015 年该比例上升为 78.4%；2017 年调查显示对目前生活基本满意以及心情愉快的老人比例均在 90% 以上，这一方面反映出老年人口幸福感有所提高，另一方面也与问卷调查以中、低龄活力老人为主有关。由此可见，整体而言，幸福感较强、对晚年生活基本满意的老人占大多数，这也反映出构建老年友好型社会的积极作用。

同时，值得注意的是，随着人口老龄化进程的加速，上海市独居老人与"纯老家庭"老人的数量近年来持续上升，独居老人数量从 2008 年的 18.80 万人逐年上升至 2018 年的 31.01 万人，"纯老家庭"老年人数 2018 年已高达 133 万人，其中 80 岁以上的"纯老家庭"高龄老人达 36.95 万人，且"纯老家庭"的高龄化比重自 2008 年以来一直处于四分之一以上。由于缺少家庭成员的代际沟通与生活照料，"纯老家庭"老人与独居老人更容易产生孤独感，因此，其心理健康问题尤其不可忽视。

表 5　上海市独居老人与"纯老家庭"老人情况（2008—2018 年）

| 年份 | 独居老人（万人） | "纯老家庭"老年人数（万人） | | |
|---|---|---|---|---|
| | | | 80 岁以上"纯老家庭" | |
| | | | 老年人数（万人） | 比重（%） |
| 2008 年 | 18.80 | 86.38 | 24.26 | 28.09 |
| 2009 年 | 18.87 | 92.21 | 27.30 | 29.61 |
| 2010 年 | 19.32 | 94.56 | 27.46 | 29.04 |
| 2011 年 | 22.36 | — | — | — |
| 2012 年 | 23.35 | 84.60 | 21.49 | 25.40 |
| 2013 年 | 23.51 | 90.43 | 25.02 | 27.67 |
| 2014 年 | 24.63 | 96.60 | 27.48 | 28.45 |
| 2015 年 | 26.39 | 98.66 | 28.08 | 28.46 |
| 2016 年 | 28.33 | 116.03 | 31.11 | 26.81 |
| 2017 年 | 32.18 | — | — | — |
| 2018 年 | 31.01 | 133.00 | 36.95 | 27.78 |

数据来源：历年《上海市老年人口和老龄事业监测统计信息》。2011 年、2017 年无"纯老家庭"数据。

## 四、老年人口健康观念与行为

健康观念与行为方面的调查包括老年人体检情况、体育锻炼情况以及抽烟情况。

### （一）体检情况

体检作为疾病预防与早期治疗的主要手段，对于保障老年人健康发挥着积极作用，从这个意义上说，年度体检应成为人们自觉的健康行为。从调查数据来看，老年人参加体检的比例并不是很高，2013 年整体不超过 70%，2015 年、2016 年仅为 60% 左右。

**表 6　一年中参加过体检的老年人比例**

（单位：%）

| 年　份 | 类　　别 | 年龄组 | | | 2016 年 [①] |
|---|---|---|---|---|---|
| | | 60—69 岁 | 70—79 岁 | 80 岁以上 | |
| 2013 年 | 血常规检查 | 63.9 | 65.0 | 61.6 | 68.9 |
| | 尿常规检查 | 64.9 | 65.5 | 61.6 | 65.0 |
| | 结肠癌粪便检查 | 70.8 | 70.0 | 71.4 | 51.5 |
| | 子宫颈抹片检查 | 67.8 | 63.1 | 56.3 | 59.6 |
| | 乳房 X 光检查 | 66.2 | 62.8 | 61.1 | 55.8 |
| 2015 年 | 综合体检 | 59.3 | 63.4 | 52.5 | — |

### （二）锻炼情况

就老人进行体育锻炼情况来看，是否经常体育锻炼与年龄有很强的相关性，总体来看，老人年龄越大，经常锻炼的比例越小。在各次调查中，80 岁及以上高龄老人经常锻炼的比例都明显低于其他两个年龄组。由于年龄增

---

① 2016 年数据来源于 2017 年《上海市积极老龄化情况调查》。

长引起的体能衰退，高龄老人参与体育锻炼的意愿与能力都出现显著下降。

表 7　分年龄老人进行体育锻炼的调查情况

（单位：%）

| 年　份 | 年龄分类 | 经常锻炼 | 不常锻炼<br>（包括从不锻炼） | 合　计 |
|---|---|---|---|---|
| 1998 年 | 60—69 岁 | 46.8 | 53.2 | 100 |
|  | 70—79 岁 | 45.8 | 54.2 | 100 |
|  | 80 岁以上 | 29.6 | 70.4 | 100 |
| 2003 年 | 60—69 岁 | 45.5 | 54.5 | 100 |
|  | 70—79 岁 | 42.3 | 57.7 | 100 |
|  | 80 岁以上 | 23.5 | 76.5 | 100 |
| 2005 年 | 60—69 岁 | 41.5 | 58.5 | 100 |
|  | 70—79 岁 | 36.2 | 63.8 | 100 |
|  | 80 岁以上 | 20.5 | 79.5 | 100 |
| 2008 年 | 60—69 岁 | 40.5 | 59.5 | 100 |
|  | 70—79 岁 | 34.1 | 65.9 | 100 |
|  | 80 岁以上 | 18.2 | 81.8 | 100 |
| 2013 年 | 60—69 岁 | 61.5 | 38.5 | 100 |
|  | 70—79 岁 | 64.3 | 35.7 | 100 |
|  | 80 岁以上 | 50.0 | 50.0 | 100 |
| 2015 年 | 60—69 岁 | 50.8 | 49.2 | 100 |
|  | 70—79 岁 | 47.6 | 52.4 | 100 |
|  | 80 岁以上 | 31.6 | 68.4 | 100 |

　　总体而言，身体健康自评状况越好的老人，经常体育锻炼的比例越高。不过这种相关性并不能完全说明体育锻炼对促进健康有单方面的因果关系，也不能排除健康情况越好，越有能力和意愿去进行体育锻炼的可能。可以肯定的是，经常参加适度体育锻炼与保持老人身心健康存在着相互促进的良性循环作用，这也是良好的健康观念与行为的具体体现。

## 表8　老年人口健康状况自评与体育锻炼情况

（单位：%）

| 健康状况自评 | 1998 年 | | 2003 年 | | 2005 年 | |
|---|---|---|---|---|---|---|
| | 经常锻炼 | 不常锻炼（包括从不锻炼） | 经常锻炼 | 不常锻炼（包括从不锻炼） | 经常锻炼 | 不常锻炼（包括从不锻炼） |
| 不好 | 24.37 | 75.63 | 17.97 | 82.03 | 13.82 | 86.18 |
| 不太好 | 42.19 | 57.81 | 35.49 | 64.51 | 24.14 | 75.86 |
| 一般 | 48.48 | 51.52 | 44.49 | 55.51 | 40.10 | 59.90 |
| 较好 | 44.67 | 55.33 | 45.65 | 54.35 | 47.77 | 52.23 |
| 很好 | 45.73 | 54.27 | 47.92 | 52.08 | 42.31 | 57.69 |

| 健康状况自评 | 2008 年 | | 2013 年 | | 2017 年 | |
|---|---|---|---|---|---|---|
| | 经常锻炼 | 不常锻炼（包括从不锻炼） | 经常锻炼 | 不常锻炼（包括从不锻炼） | 经常锻炼 | 不常锻炼（包括从不锻炼） |
| 不好 | 18.75 | 81.25 | 2.50 | 97.50 | — | — |
| 不太好 | 23.21 | 76.79 | 68.00 | 32.00 | 42.86 | 57.14 |
| 一般 | 35.08 | 64.92 | 56.38 | 43.62 | 24.53 | 75.47 |
| 较好 | 41.91 | 58.09 | 69.61 | 30.39 | 67.50 | 32.50 |
| 很好 | 39.29 | 60.71 | 60.71 | 39.29 | — | — |

（三）吸烟情况

2013 年老年人口调查中发现，尽管吸烟有害健康，但还是有一定比例的老人有抽烟习惯，并且存在显著的性别差异与年龄差异。就性别差异而言，男性老人抽烟者显著高于女性老人，调查中近三成男性老人有抽烟行为，而女性老人的抽烟比例则不到 3%。就年龄差异而言，老人年龄越低抽烟者越多，低龄组老人抽烟比例最高，超过二成；中龄组老人抽烟比例近一成；高龄组老人抽烟比例最低，刚过 5%。低龄组老人作为刚进入老年行列的人群，其健康状况对整个老年群体的健康水平都具有长期而深远的影响，因此，低龄老人中抽烟者比例最高这一现象应当引起足够重视，从健康理念宣传到健康行为养成的全过程均应给予高度关注。

**表9 分性别、年龄老年人口抽烟情况（2013年）**

（单位：%）

| | 性 别 | | 年 龄 | | |
|---|---|---|---|---|---|
| | 男 | 女 | 60—69岁 | 70—79岁 | 80岁以上 |
| 抽烟 | 29.1 | 2.4 | 21.4 | 9.6 | 5.7 |
| 不抽烟 | 70.9 | 97.6 | 78.6 | 90.4 | 94.3 |
| 总计 | 100 | 100 | 100 | 100 | 100 |

《上海市公共场所控制吸烟条例》修正案于2017年3月1日正式生效实施至今，无烟环境的社会共治已取得一定成效。法定禁烟区域的无烟状况进一步趋好，控烟场所工作人员对控烟知识知晓率有所提高，场所内吸烟发生率进一步降低。根据《2018年度上海市成人烟草流行调查数据》[①]显示，2018年上海市15岁及以上成人吸烟率为19.9%，较2017年的20.2%下降0.3个百分点。然而，就分年龄组成人吸烟率来看，65岁及以上老年人口2018年的吸烟率为15.7%，较2017年的14.8%上升了近一个百分点；同时，45—64岁年龄组2018年的吸烟率为29.2%，也比2017年的27.8%上升了1.4个百分点，这其中也包含了60—64岁老年人口的吸烟率。由此可见，老年人口当前吸烟率并未得到有效控制，对老年人口特别是低龄老人的控烟宣传与相关工作有待进一步加强。

---

[①] 朱丽娜：《2018年度上海市成人烟草流行调查数据发布内容》，2019年5月30日，http://med.china.com.cn/content/pid/139139/tid/1026。

## 五、上海健康老龄化进程中的思考与启示

强化健康管理体系，其核心思想在于实现从以疾病为中心到以健康为中心的转变，强调"预防胜于治疗，治小病胜于治大病"。上海健康老龄化进程中的思考与启示主要体现在以下五个方面，即：健康文化宣教、健康自我管理、健康服务优化、智慧健康档案、健康观念行为。

### （一）健康文化宣教

从健康意识与保健常识方面推进健康教育，积极做好老年疾病的防治，在减少医疗费用的同时提高老年人口的健康水平，在提高健康教育知晓度的同时扩大健康教育的可及性。例如，由上海市卫生健康委指导、上海市健康促进中心与上海东方明珠移动电视联合制作推出的《健康公开课》系列节目，作为全国户外首档健康类脱口秀节目，自 2019 年元旦起在东方明珠移动电视首播。每期邀请一位沪上各级医疗公共卫生机构的青年医师，针对市民日常生活中的健康误区，以风趣亲民的表现形式，讲健康说健康。该节目在全上海的地铁、公交、楼宇的 6 万多个屏幕每天滚动播放 7 次，将有2000 多万出行人群从该节目中获取专业健康知识，走出健康误区。① 又如，配合卫生健康热点话题和市民关心的健康问题进行有重点的宣传，制作《名医坐堂——健康人生》、《活到 100 岁》等品牌节目，利用 IPTV 健康频道和 IPTV 社区健康教育专网进行健康视频的宣传。同时，不断加强"健康上海 12320"、"无烟上海"、"上海大众卫生报"等微博微信平台的维护，充分运用信息化、自媒体工具开展群众喜闻乐见的健康文化宣传与教育，引导老年市民形成个人是自己健康第一责任人的理念，帮助老人了解引发疾病的原

① 《地铁、公交出行的大家，有没有领到这份"健康大餐"？》，2019 年 2 月 3 日，http://www.sohu.com/a/293257249_120055737。

因、预防措施及保健常识，强化终身健康教育与终身保健观念，做到无病早防、有病早治。

（二）健康自我管理

上海市卫生计生委自 2007 年开始，在全市所有社区规模化推广群众参与并自治的"市民健康自管小组"，创新性地构建起了社区健康促进和慢性病群防群控的长效工作机制，提高居民慢病防控意识和健康自我管理技能。具体做法包括：在社区培育建立健康自管小组，整合多方力量为小组活动提供支持性环境，以小组为基石构建常态化、广覆盖的社区健康科普宣教平台。[①] 截至 2017 年底，市民健康自管小组已覆盖了全市 100% 的街道（镇）和居（村）委，累计建成小组 4.6 万余个，共计 48 万余人参与小组活动，辐射受益人群上百万。第三方评估数据显示，市民健康自我管理小组具有可持续的社会、经济综合效益，包括：与慢病有关的各项生理指标（例如血压、血糖、血脂等）控制率逐步提高；降低市民 70 岁前罹患慢性病的风险；健康行为改变率有明显向好变化。

（三）健康服务优化

为了更好地满足老年人口对养老服务和护理服务的需求，全市各社区卫生服务中心为社区居民提供六大类 141 项基本服务项目，其中 69 项的主要服务对象是老年人群，包括社区护理服务、居家护理服务、舒缓疗护服务、老年人健康管理等。同时，公共卫生服务项目"60 岁以上老年人肺炎疫苗接种"也在继续实施。根据上海市疾控中心提供的数据，2018 年全市已经有 140 万余名沪籍老年人免费接种了肺炎疫苗。符合条件者均可携带

---

① 《国际家庭日｜上海全市养老机构与医疗机构签约率达 100%》，2018 年 5 月 15 日，http://www.shxwcb.com/167269.html。

本人二代身份证原件、医保卡前往社区卫生服务中心或指定医院的预防接种门诊，阅读并签署知情同意书后，免费接种 1 剂次 23 价肺炎球菌多糖疫苗。结合老年人口健康需求不断优化与完善健康服务，将有助于更有效地实现优质健康管理。

（四）智慧健康档案

充分运用信息化时代的电子化管理手段为老人建立健康档案，登记到人、实时动态地跟踪管理其健康状况，以健康云平台为支撑提升慢病管理的效率和质量。2015 年初，上海市启动健康大数据在居民慢性病管理中的应用，以糖尿病为突破口，启动"健康云"平台建设，根据健康人群、高危人群、患病人群以及疾病恢复期人群分层分类需求。在此基础上，可不断扩展与完善智慧健康档案，为居民提供综合性、医防融合、全程有效的健康管理服务，实现慢病患者自我健康管理。首先，以社区为单位，为老人建立健康档案，并且进行跟踪记录与服务；其次，由社区医疗机构的医生或家庭医生实行专人负责制，根据体检结果为老年人提供一对一、个性化的健康指导，有针对性地控制老年病、慢性病过快发展；对体检发现有异常症状的老年人，建议定期复查或到上级医疗机构进一步诊断和治疗；此外，运用远程监控、实时报警系统等智能化手段更好地保护重点人群（如：独居老人、高龄老人）的日常安全与健康。

（五）健康观念行为

健康观念与行为来自人们内心的自觉认识，具体则反映在体检、锻炼以及吸烟等生活方式、日常行为与健康习惯方面。

就体检而言，问卷调查数据显示，上海老人的体检比例并不是很高，约有三分之一的老人在一年内未进行过主要项目的常规体检。按照国家基本公共卫生服务要求，社区卫生服务中心每年为 65 岁以上老年人提供 1 次免费健康体检服务。但是，部分老人对此项服务并不知晓，或者由于年龄或健康原因不便外出体检，为此，应加大宣传力度，使更多老人知晓并享受该项免费体检服务，同时为行动不便的老人提供特别帮助，使其同样能享受到体检服务，从而使老人及时了解自己的健康状况，有效预防和控制老年慢性疾病。

就锻炼而言，调查数据显示，身体健康自评状况越好的老人，经常体育锻炼的比例越高，这种身心健康的互动正是"健康老龄化"目标的体现。因此，有必要为老人提供科学锻炼的系统指导，同时为老人提供适合锻炼的专用场地并加强保护。体医结合正是新形势下推进健康老龄化、促进老人体育锻炼的有效途径。自 2017 年开始，上海市体育局和市卫健委共同启动"体医交叉培训"，旨在培养一批会开运动处方的医疗卫生人员和一批能指导慢病患者体育锻炼的社会体育指导员，以提高上海市民的健康水平。经过两年多的连续培训，已经培训出 400 多名复合型医疗卫生人员和社会体育指导员。2019 年"体医交叉培训"的重点将放在高血压的预防、干预上。2018 年底，全市有 9 个区共试运行了 10 个体医联建站，在实践中探索可推广、可复制的体医结合经验，以推动全民健身与全民健康深度融合，提高市民健身健康素养。

就吸烟而言，随着《上海市公共场所控制吸烟条例》修正案的实施，上海控烟工作取得一定成效，然而，控烟之路依然任重道远。《2018 年度上海市成人烟草流行调查》数据显示，与 2017 年相比，成人对吸烟导致疾病的认知、二手烟导致疾病的认知均有所提高，这反映出市民对烟草危害的正确认知得到进一步提升。同时，现在吸烟者考虑在未来 12 个月内戒烟的比例为 11.2%，仅有 2.5% 计划在 1 个月内戒烟。在过去 12 个月中到医院就诊的吸烟者中，得到医务人员戒烟建议的比例由 2017 年的 45.9% 上升至 49.2%。[1] 由此可见，吸烟者戒烟意愿仍需提高。控烟工作需要综合治理，需要全社会共同参与，应将公共场所全面禁烟的规定落到实处，广泛宣传戒烟限酒的健康生活习惯，并且适时推出不影响健康的烟草替代制品供戒烟者过渡使用，使其逐步摈弃不良嗜好，拥有健康体魄。

---

[1] 朱丽娜：《2018 年度上海市成人烟草流行调查数据发布内容》，2019 年 5 月 30 日，http://med.china.com.cn/content/pid/139139/tid/1026。

# 黄浦区建设世界级滨江健身休闲带的路径研究

潘敏虹 *

## 一、研究背景

"统筹建设全民健身场地设施，方便群众就近就便健身"是《全民健身计划（2016—2020）》提出的发展要求。大型全民健身设施占地面积较大，建设周期较长，相比较，在寸土寸金的核心城区，黄浦滨江健身休闲带因其服务的人群更为多元，不需额外规划新的体育用地并与城市的总体规划相契合，因此有必要成为重点打造的体育活动功能区。21世纪初，上海启动黄浦江两岸综合开发时，就已确定了黄浦江两岸开发的基本原则为"百年大计、世纪精品"。2016年，时任上海市委书记韩正对滨江规划建设提出了明确的指导意见："两岸开发，不是大开发而是大开放，开放成群众健身休闲、观光旅游的公共空间，开放成市民的生活岸线。"在顶层设计层面，其核心目标是滨水空间要向市民开放、为市民服务，其首要功能是"健身休闲"。着眼国际，滨水空间是全球城市的重要发展资源，巴黎、纽约、伦敦等地滨水区的转型不仅使自身变得更富有活力，而且使这些国际大都市更独特、更

78

---

\* 作者系黄浦区体育局工作人员。

吸引眼球。《上海市城市总体规划（2016—2040）》提出将文化作为城市的核心竞争力，打造黄浦江世界级滨水文化带，而黄浦段正是滨水文化带的核心区。如何让黄浦滨江的健身休闲价值得到最大化的挖掘，让体育文化与地域文化及城市精神相结合，使体育成为具有"城市界面识别度"的文化元素之一，是建设世界级滨江健身休闲带要思考的重要内容。

## 二、城市健身休闲空间优化的理论基础

### 1. 相关概念和内涵

健身休闲是指人们在自由支配的时间里，通过体育健身或者其他与运动相关的休闲方式，以直接或者间接的体验，满足身心需求的一种自给自足的社会文化活动。城市健身休闲空间则是城市中具备进行健身休闲活动功能的场所。狭义的健身休闲空间是指城市居民在闲暇时间进行休闲健身、观赏竞赛、娱乐、郊游等活动的空间，而广义的健身休闲空间还包括城市中人的行为空间，也就是除了健身休闲活动场所意义之外，还包括到达活动场所过程中人的行为空间。而本文中的所指的黄浦滨江健身休闲带则是依托黄浦滨江水域资源建立的具有健身、娱乐、赛事等休闲功能的活动场所、健身设施、休闲景观等所组成的带状结构及以其健身休闲功能渗透、影响到的范围，它不仅仅是一种概念上的健身休闲资源配置，而且是一种具有实际意义的社会实体。

### 2. 关于城市健身休闲空间的优化研究

城市健身休闲空间的优化就是基于城市休闲体育空间现有资源和存在的问题，调整城市健身休闲空间发展过程中的不平衡、不和谐因素，以期提供解决问题的途径与方法。学者金银日基于整合优化的思路，为上海提出

了体育中心地、与城市游憩商务区结合、与居住区空间结合、与城市绿地结合、与滨水空间结合以及与交通环境结合的六种城市健身休闲空间整合优化模式。其中，与滨水空间结合的整合模式指出，滨水空间在拥挤的城市中是难得的具备天然景观的开阔地，滨水空间的开发利用和功能塑造对改善城市生态环境、提升城市品位、建造绿色开放空间、提升城市形象等都具有很重要的意义。滨水空间的整合是打造城市景观型体育休闲带，满足人们生活服务、休闲娱乐需求的重要环节，可以拉动城市休闲体育的内需，提升上海休闲体育产业的整体效益。学者郭修金以杭州、上海、成都三城市为研究案例，提出了结合自然生态整合、结合传统文化整合以及结合市场营销整合三方面关于休闲城市休闲体育空间的规划整合策略。研究指出城市要充分挖掘区域生态环境优势，整合生态资源，开发一系列的休闲体育项目，拓展休闲体育空间；城市休闲体育空间要符合当时、当地人们的生活方式、审美观点、文化背景、历史文脉与传统风貌，创造有"灵魂"的休闲体育空间，使其空间宜人，体现人性化，以满足休闲游憩者的需求；要利用好休闲体育市场的巨大潜力，以赛事促进休闲体育的发展，以市场需求为导向，拓展休闲体育的城市空间。

### 三、黄浦滨江健身休闲带的发展概况

#### 1. 黄浦滨江健身休闲带的组成与总体规划

黄浦滨江北起苏州河，南至日晖港，东临黄浦江，西至中山路，岸线总长约 8.3 公里，陆域面积约 3 平方公里，黄浦滨江健身休闲带也就是由本区域形成的带状式健身休闲空间，自北向南分为五段，分别为：外滩滨水区、十六铺地区、南外滩滨水区、世博浦西园区和南园商务区。8.3 公里的黄浦

滨江岸线贯通，经典滨江打造全新慢生活，这只是"万里长征第一步"，黄浦区发布的《黄浦区滨江公共空间实施优化规划设计》指出，到2040年，黄浦滨江将呈现"五大主题"（如表1所示）。将通过增加人行道和非机动车道宽度，完善水陆一体化的综合交通系统，实现休闲步行道、健身慢跑道、自行车骑行道、陆上观光车道、水上游览船道"五道"融合，成为一条集观光、休闲、健身等功能的公共生活岸线。

**表1　黄浦滨江五大主题区**

| 区　段 | 主　题 | 发　展　定　位 |
|---|---|---|
| 外滩滨水区 1.5公里 | 世界窗口 | 打造经典的世界级滨江空间，主要面向外来游客观光，兼顾市民休闲，旨在展示陆家嘴金融区风貌及万国建筑博览群。 |
| 十六铺地区 1.1公里 | 城市远航 | 水陆游憩衔接，主要集聚游艇游船、浦江观光功能，是连接老外滩与南外滩的世界级游艇游船码头。 |
| 南外滩滨水区 2.2公里 | 创意水岸 | 彰显时尚休闲生活、怀旧文化体验，主要关注附近就业商务人群，兼顾外来游客与市民休闲活动，是集聚董家渡地区、中山南路地区大量现代商业建筑群，展示豫园、老码头、复兴一至五库保留建筑的区段。 |
| 世博浦西园区 3公里 | 城市博览 | 文化游览、体育健身、城市节庆，主要面向市民休憩、健身、观光、交往，兼顾外来游客观光。 |
| 南园商务区 0.5公里 | 慢生活港湾 | 提供本市居民健身、休闲、文化、活动、老年慢生活的重要岸线。 |

## 2. 黄浦滨江健身休闲带的体育行为类型

黄浦滨江健身休闲带与一般的健身休闲空间相同，主要为广大市民提供了进行康体健身活动、体育娱乐活动、竞赛活动、放松消遣活动、交际活动等行为的场地空间。其中，自2017年7月1日黄浦滨江基本贯通到2018年底，在黄浦区滨江综合开发领导小组办公室（以下简称滨江办）备案过的竞赛活动约 60 场，活动类型主要以健康跑、健步走、马拉松、定向赛等路跑类赛事为主，共计 46 场，还包括骑行赛事活动 4 场，其他类型活动 10 场。

表 2　在黄浦滨江举办的部分重要赛事活动汇总

| 类　型 | 名　　称 |
|---|---|
| 路跑类 | 2017 畅行浦江健身跑<br>上海市第 36 届、37 届庆 "八一" 军民长跑<br>2017、2018 上海国际马拉松赛<br>2017、2018 全国高校百英里接力赛总决赛<br>2018 "健身迎新年　美好新起点" 元旦迎新跑<br>"万步有约" 健走活动<br>2018 上海浦江城市定向赛<br>2018 年上海国际马拉松少儿跑 |
| 骑行类 | 2018 五里桥党建骑行活动<br>2018 公益伙伴日 "城市益行" 骑行活动骑游活动<br>2018 "凤凰杯" 骑游黄浦江活动<br>2017 青年风尚节益骑跑活动 |
| 其他类 | 2017 "跃动中国梦　幸福耀滨江" 跳绳挑战赛<br>2018 半淞园路街道企业家滨江嘉年华<br>2018 上海市第四届广场舞大赛黄浦区社区广场舞复赛<br>2018 "爱在黄浦　残健融合" 体育嘉年华 |

### 3.滨江健身休闲带的价值功能

（1）有助于完善全民健身公共服务体系

城市健身休闲空间是市民能够参与充分享受休闲生活方式的基本保障。在制约市民参加体育锻炼的主要原因中，缺乏场地设施等因素依然较为突出，且位于所有问题的前列，即使经常锻炼的居民，在锻炼时，也同样遇到场地设施布局不合理等因素的困扰。运动休闲设施的匮乏和单调，运动休闲空间布局的不合理仍然是制约城市人运动休闲活动开展的最主要障碍。根据 2019 年体育场地统计调查数据，黄浦区截至 2018 年底体育场地总面积 805087 平方米（含上海市可利用体育场地），黄浦滨江区域的体育场地面积超 15 万平方米，全区供市民健身的场地有五分之一来自黄浦滨江。其中，符合国家统计标准的体育场地面积近 5 万平方米，列入上海市可利用体育场地的面积超 10 万平方米。亲水平台、步道、自行车道、世博黄浦体育园、黄浦区工人体育馆、台地花园足球场、卢浦大桥和南浦大桥智能市民共享篮球场等体育场地设施为市民提供了参与跑步、骑行、篮球、足球、羽毛球、网球、乒乓球、游泳等各类大众热衷参与的健身项目场地，充分发挥了自身的健身休闲功能，有助于完善该区域的全民健身公共服务体系。

（2）有助于培养市民对城市文化的认同感

黄浦滨江健身休闲带是培养市民对本城市文化认同感的重要场所。这种培养方式不是生硬死板的宣教，而是使市民在长时间的健身休闲活动实践中，耳濡目染，对空间中蕴藏的文化意蕴逐步由无知到潜识再到深入意会，从而收到非常积极的效果。城市健身休闲空间与区域特色文化结合在一起，相得益彰，就可以成为构筑城市文化氛围的重要桥梁，例如，四川绵阳的航空体育城、浙江舟山的海洋体育文化公园、江西井冈山的徒步越野"三模"活动基地等运动休闲空间的建设就充分彰显出了这一理念。市民通过在这些运动休闲空间中的长期活动，对航空文化、海洋文化、红色革命文化等区域城市的独特文化模式有了更大程度上的认同感，一定程度上激发了对本城市的自豪感和归属感。

（3）有助于塑造城市自然和人文特色景观

城市健身休闲空间是一种城市开放空间景观，美国芝加哥市密执安湖畔

83

的带状健身休闲公园、黑龙江冰雪健身大世界、西安古城墙体育文化公园等国内外著名的健身休闲空间景观依托本城市独特的自然和人文地理条件，将运动休闲的元素融入其中，形成了独特的城市景观风貌，成为提升城市知名度的一张靓丽名片。健身休闲是提升上海城市宜居性的重要因素，城市的宜居性和城市本身的文化吸引力是上海建设"全球城市"目标的关键因素。滨江黄浦段是整条黄浦江的核心滨水区，汇聚了城市的形象、城市的文化，以及城市的核心功能，而城市名片不仅仅是追求高楼大厦的"天际线"，自然和人文景观的塑造是一种更具内涵的形式。

（4）有助于改善城市生态环境

黄浦滨江健身休闲空间具有自然特性，它依托8.3公里的滨水岸线，向大众提供生态休闲健身空间。截至2019年初，沿线已建成10座主题小花园，绿化总面积约12万平方米，到2021年将增至18座。这里在不断进行城市修补和生态修复过程中促进了城市生活空间的延展、人居环境的改善。在黄浦区这个人口高度密集化和土地高度集约化利用的区域，黄浦滨江的绿化部分发挥了"肺"的功能，能使城市居民生活在一个清洁优美的生活环境和生态环境之中，能较好地防治各种有可能对城市居民造成干扰和危害的污染，保证了城市人口的正常再生产和城市各种产业的合理再生产。

## 四、国外滨水健身休闲带建设案例分析

### 1. 巴黎塞纳河滨水区

自2010年起，巴黎市政府启动塞纳河岸线整治计划，旨在将部分用作机动车道的岸线空间"还给行人"，丰富岸线空间的功能性，加强塞纳河的生态可持续发展。经过改造，如今的塞纳河中心段两岸已成为市中心最具

活力和空间魅力的地方，不仅游人如织，也是当地市民茶余饭后野餐、休闲、运动、会友的绝佳场所。2013年，巴黎市宣布将塞纳河左岸奥赛博物馆至阿尔玛桥之间的滨河快速道对机动车辆关闭，改造为"塞纳河畔"景观大道。漫步景观大道，能看见不少供市民放松游玩的娱乐区，如儿童游乐场所、巨幅涂鸦黑板、体育设施专区、创新水上花园等，还预留了大型区域，供放映露天电影以及举办大型户外活动。后期运营方面，巴黎市政府与私人企业合作，为市民提供活动空间，还联合民间团体、志愿者、艺术家等组织每天的免费运动培训、教育培训、音乐会、儿童庆生、公众聚会等。相关企业专门开发了官方网站和手机App，可供游客在线查阅活动项目和预定场所。从数据来看，改造结果相当令人满意。原先预期景观大道每年接待游客100万人次，事实上达到了200万人次左右，并已举办了2000余场活动。改造地段的空气质量、噪声污染以及所涉河段的生物多样性都得到了改善。塞纳河更新项目不仅证明了对周边交通较小的负面影响，也让市民切实感受到更慢行友好的城市环境、更多的滨水公共空间对提高城市环境品质的重要意义。对于政府而言，这个项目也以较低的成本出色地平衡了各种利益诉求，吸收了民间资本的力量，同时保留了在未来不断完善的无限可能。

## 2. 纽约曼哈顿滨水区

纽约在城市滨水区的研究中主要考虑以下几点：公众的可达性、既有的使用、环境保护和既有资源以及水质的保护，这为开发设计手段、基地配置以及建筑体量都做了详尽的规定。曼哈顿滨水绿道设计长度为51.5千米，设计规划目的是为了有效治理滨水地区的工业污染问题，同时为曼哈顿的市民提供一处休闲、娱乐的绿道系统，该绿道系统开通之后，能有效缓解该地区的日常通行压力。曼哈顿滨水绿道主要是沿袭原本的自然廊道，分别设有人行道、自行车道和非机动车道。曼哈顿滨水绿道多是沿着滨海海岸线，即使选择一些非滨海沿线地区，其线路也多是以一些风景优美的小路，或者公园以及广场等大众休闲娱乐的开敞空间。只是在极少数的情况下，会与街道直接相连，但若是相连，也会加设各类必要的安全隔离措施，有效保证了绿道非机动车道的安全。设计中的一条穿越滨水区的自行车道，貌似将工业滨海区变成了"滨海公园"。曼哈顿滨水绿道的修建，不仅使得滨水区的可达性大幅度提高，还大幅度改善了纽约市民的生存环境。近年来，美国在绿道规划方面不断创新，并积极修建各种功能的城市绿道，不仅有效地控制了城市向外的无限扩张，还在城市以及周边成功地开辟了多处休闲、健身场所。

### 3. 伦敦泰晤士河滨水区

伦敦政府在宏观的城市设计控制层面以泰晤士河为中轴，伦敦城区两岸区域被划分为风格有别、主题各异的5个文化景观保护开发区（段）：历史古城保护区、宗教与历史建筑保护区、南岸近代建筑文化区、科技文化功能区和码头现代滨水景观开发区。各个文化景观区（段）都有特色鲜明的标志性公共空间或景观节点，通过泰晤士河滨水空间这一"纽带"连接起来，形成完整的公共空间与景观系统。在人性化的内部设计方面主要体现了：（1）系统性。将滨水步行道、滨水广场、公园、建筑骑廊、步行桥和游轮码头等多种形态连接为一体，串联起沿岸若干重要的历史、文化、市政建筑，如圣保罗大教堂、伦敦塔、议会大厦、伦敦市政厅广场、泰特艺术馆与莎士比亚环球剧场等，形成一个系统完整的滨水步行与游憩系统。（2）开放性。在整个滨水岸线中存在大量的私人土地产权，但在城市设计的精细化控制下，保证了其与整个滨水空间体系的有机衔接及较高的公共开放度。（3）可达性。在可达性方面，滨水空间实现了人车分流，将宝贵的岸线资源留给步行者，同时沿线接入若干地铁站点及自行车道，确保与公交系统和慢行网络的联接。（4）舒适性。滨水空间内提供了较多的公共座椅、景观眺望点、小型集聚空间和口袋绿地等，提升了公共空间的尺度适宜性和使用舒适度。

通过对国外滨水空间开发经验的分析，可以总结出以下四个特点：一是滨水空间的开发多以休闲健身、商业开发等为导向，将滨水区和周边开放空间进行有机结合，实现市民与滨水空间的互动。二是注重滨水空间的生态环境保护，改善市民生存环境，实现生态可持续发展。三是强调滨水空间的文化功能，保护和传承城市所承载的历史文化，建设相应的文化功能区域。四是丰富滨水空间的功能，实现休闲、娱乐、商业、文化等各具特色的区域一体化发展。

## 五、建设世界级滨江健身休闲带面临的挑战

### 1. 自然环境方面

工业文明彻底颠覆了人类生活和工作的方式和环境，由置身于大自然中的"日出而作，日落而息"转变为了在钢筋混凝土大楼里的"日夜奋战"。同时由于现代社会中的自动化使人类身体得以彻底解放，体力活动的减少和饮食结构的改变导致人的生命机体"不堪重负"。高强度的工作和"文明病"的压力使得人们非常渴望身心健康，渴望回归自然，以寻求身心的释放与调节。黄浦滨江因水而生，因水而兴，但就在自然生态环境中开发健身休闲空间进一步满足市民的健身需求相比较还有不足。例如，巴黎利用塞纳河的河道资源举办立式桨板比赛（Nautic SUP Paris Crossing）已经有9年，既有专

业赛也有休闲赛，让更多的业余爱好者参与到这项运动中。自 2002 年起每年的 7 月至 9 月，塞纳河边将建起人工沙滩，孩子们戏水玩乐，对于夏天前来巴黎游玩的旅客，沙滩节也成为一个特别的体验。巴黎市长甚至还在申办 2024 夏奥会时提到他的愿景是 2024 年能够完全安全地在塞纳河中举行三项铁人比赛（跑步、脚踏车、游泳）和其他自由式游泳比赛，并于 2024 年以后，在塞纳河上长期设立公众游泳水域。

## 2. 社会文化方面

黄浦滨江的亮点在于深厚的历史文化底蕴，集中承载和反映了上海开埠后城市发展的历史和文化，涵盖了上海多个租界的滨江空间，包括英租界、法租界，上海老县城等码头区域，集中反映了老上海的码头文化和仓储文化。如今，从北至南（外白渡桥至南园绿地滨江），依次呈现黄浦滨江第一立面建筑风采，包括 22 处上海市优秀历史建筑和"十六铺、老码头 AAA 级景区、南浦大桥、当代艺术博物馆、儿童艺术剧场、世博会博物馆、世博黄浦体育园、卢浦大桥"等 8 处建筑群，黄浦滨江岸线景致一气呵成却各有风情，现代与历史在这里交融共生。此外，还有许多待保护的历史建筑与重要历史事件，例如外马路 1162 号、1164 号及丰记码头街 83 号区域等十六铺及其周边的码头文化和仓储文化。但由于历史建筑保护利用的难度和投资较大，如单纯以经济回报来衡量，则功能业态只能为金融、高端餐饮等高回报率的商业办公等业态，这与"还江于民"的公益性、共享性、文化性目标相悖。所以，以优质的社会性资源提升黄浦滨江的品质绝不仅仅是停留在工业建筑遗产和艺术文化魅力的肤浅认知上，从深度上和广度上提炼其特质内涵，处理好保护与利用的关系，使更加丰富多样、文化共享的功能业态可以融入公共空间之中，成为助力建成世界级滨江健身休闲带的优质资源。

对于上海市民以及游客而言，黄浦滨江是一个具有物质存贮和集散功能的空间形态，它不仅是所有物质形态的集散地，更是精神文明的载体。这是因为人类不仅有为生存而群居的动物性本能，更有情感和思想交流的精神诉求，这正是城市产生和发展的人文因素。这个空间所表现出来的历史文化风貌、精神状态以及由此形成的城市特质是本质上吸引人们在此聚集和进行活动的内在动因。而我们想要黄浦滨江健身休闲文化表现出的正是这种凝聚力和精神之一。健身休闲更多是大家的相互配合，相互支撑和协调，使人与人之间充满友善和关怀。当这些健身休闲理念成为广泛认同的价值观念，并作为一种集体性格烙印于黄浦滨江，该空间的健身休闲文化也就上升为黄浦区甚至上海市的一种精神，进一步提升了城市的品位，同时也成就、塑造了自己。重大体育赛事是重要的文化符号，是市民的节日，也是最好的休闲方式之一。上海市通过一系列国际品牌赛事及重大国际体育活动，全面提升了上海的国际影响力，增加了城市休闲指数。已基本形成的品牌赛事有：ATP1000网球大师赛、F1上海站大奖赛、上海国际马拉松、国际田联钻石联赛上海站、上海浪琴环球马术冠军赛等。2019年上海市拟举办181次国际国内重大体育赛事（国际性比赛40个项目88次，全国性（含埠际）41个项目93次，合计55个项目181次比赛），有11次比赛落户黄浦区（见表3），其中仅有2019年上海国际马拉松以及2019年中国壁球公开赛均与黄浦滨江区域有所关联。除此外，该区域主要生产的体育赛事活动仍然以松散型、低级别、小规模的民间趣味健身赛事活动居多，与建设国际级健身休闲带的要求存在差距。

**表 3　2019 年拟在上海市黄浦区举办的国际国内重大体育赛事**

| 序号 | 名　　　　称 | 地　点 |
|---|---|---|
| 1 | 2019 年上海国际马拉松（黄浦赛段） | 黄浦区 |
| 2 | 2019 年美式九球世界杯 | 卢湾体育馆 |
| 3 | 中国国际青少年保龄球公开赛 | 卢湾体育馆 |
| 4 | 2019 年上海国际自由式轮滑公开赛 | 黄浦轮滑馆 |
| 5 | 2019 年中国壁球公开赛 | 上海半岛酒店 |
| 6 | 2019 年 WDSF 大奖赛总决赛暨第八届中国体育舞蹈精英赛 | 卢湾体育馆 |
| 7 | 2019 年中国体育舞蹈公开赛（上海站） | 卢湾体育馆 |
| 8 | 2019 年全国中小学保龄球邀请赛 | 卢湾体育馆 |
| 9 | 中国男子排球超级联赛 | 卢湾体育馆 |
| 10 | 中国女子排球超级联赛 | 卢湾体育馆 |
| 11 | 中国保龄球公开赛 | 卢湾体育馆 |

### 3. 设施环境方面

设施环境因素是影响黄浦滨江健身休闲带升级发展重要的硬件条件。设施需要空间来建设，空间需要设施来完善，两者相辅相成。出色的设施环境不仅为市民提供健身休闲的场地，满足日益增长的体育健身需求。整体来看，黄浦滨江区南部与北部表现出功能设施布局不均衡的矛盾。首先，在商业的催生下，老外滩区域经过多次改造已经具备了完善的设施，"吃、住、行、游、购、娱"等一应俱全，而此段也正是经典黄浦的典型代表，吸引了无数国内外游客驻足观光。但该区域的沿江慢行系统的建设和发展却受到了限制，若想通过骑行的方式游览黄浦滨江，在老外滩区域却只能绕行"外滩第二立面"，无形中拉开了人与水的距离。而过了十六铺区域则可以沿着外马路骑行进世博浦西区域的沿江骑行车道。其次，虽然黄浦滨江周边有广泛的地铁、公交和轮渡服务，但是滨江区域的公共交通资源分布不均，地面公交呈现"北多南少"的局面，南部交通站点均位于腹地，部分区域的可达性不足降低了人们前往的意愿，难以成为人们聚集的有活力的场所，这也是导致北部区域热闹非凡，南部区域静悄悄的重要原因。再次，滨江区域的健身休闲配套设施布局也表现出不均衡。由于南部区域是新规划建设区域，旅游咨询服务、骑行跑步驿站、共享单车停放区、公共卫生间、应急卫生医疗点、母婴室、零售餐饮等配套服务设施数量仍然偏少，北部区域在旅游业的带动下这些基本配套设施已经相当完备。最后，整体来看黄浦滨江区域的健身休闲设施功能单一，缺乏具有文化特质的活力空间，健身设施以步道、骑行为主，一般性的大众文体设施为辅，不能完全体现黄浦的文化和特质。

### 4. 管理制度方面

如果说黄浦区是上海的心脏、窗口和名片，那么黄浦滨江则是所有称谓的点睛之笔，因此本区域有着严格、规范的管理制度以及明确的责任主体。外滩滨水区（1.5公里）、十六铺地区岸线（1.1公里）由外滩风景办根据《上海市外滩风景区综合管理暂行规定》进行管理，南园商务区岸线（0.5公里）由区绿化所根据公园管理标准进行管理。南起卢浦大桥（南园北侧），北至复兴东路（十六铺二期南侧）范围内的陆域及水域范围（5.2公里）由黄浦区滨江综合开发领导小组办公室（简称区滨江办）具体落实黄浦滨江区域内建设项目，对投入使用后各类公共管理事务的组织协调，治安、环境卫生、绿化养护、商业经营、市容景观、防汛等公共事务则分别由公安、绿容、城管、建委等部门依法履行管理职能。在本区域的许可管理方面，一般性活动审批要严格依法开展申报和备案工作；大型活动须由活动主办方、区滨江办、区公安分局、区消防支队及其他涉及职能部门共同参与，按照相关

91

法律法规，规范操作流程，加强风险评估，强化活动监管，确保安全。精细化的管理制度保障了市民、游客的人身安全，提供了舒适的休闲环境，但与之矛盾的是黄浦滨江的活力受到了抑制。一场贯穿黄浦滨江的徒步、跑步健身活动至少需要通过外滩风景办、滨江办、绿化所三个部门同意方能行得通，颇具规模的赛事活动还需要进一步通过公安审批。但一般由社会力量组织、举办的赛事活动由于缺乏政府背书很难通过属地主管部门的审批。此外，由于体育部门不直接参与黄浦滨江的规划、建设与管理，所以在推动黄浦滨江体育事业进一步繁荣发展的过程中稍显力量不足。

## 六、黄浦区建设世界级滨江健身休闲带的路径选择

### 1. 建立健全联席会议制度

推进黄浦滨江建设成为世界级健身休闲带，离不开各政府职能部门的配合协助，联系会议制度将发挥出重要作用。一是发挥好黄浦区现有的全民健身工作联席会议制度机制，由区政府分管副区长负责各相关委、办、局按期参加全民健身工作联席会议，把如何进一步发挥好黄浦滨江的健身休闲功能作为重要讨论议题，不断加强部门间的协调沟通，打破部门业务壁垒。二是推动建立起由黄浦滨江主管部门、公安部门与体育部门等共同参与的联席会议制度，协调处理好黄浦滨江的安全保障与体育赛事活力释放的关系。建立年度赛事活动名录库，针对赛事活动的参与规模、人群特点、赛事属性研究实施的可行性，并由各部门提出具体的实施要求，保证更多优品质的赛事活动可在黄浦滨江落地生根。

### 2. 打造特色健身休闲区域

根据黄浦滨江岸线五大主题公共空间的特色和发展需要，引导各个区域

合理定位，有序联动发展，差异化、多样化、人性化配置公共服务设施，包括健身休闲、游憩娱乐等配套设施，打造各具特色的健身休闲区域，展现滨江空间的公共性和多样性，促进多功能共同开发，创造滨江空间多元化活力。外滩"世界窗口"段作为面向外来游客观光，展示城市风貌的区域，以上海国际马拉松的出发点作为成为塑造城市形象的窗口。十六铺"城市远航"段和南外滩"创意水岸"段集聚了游艇游船、浦江观光和水陆游憩衔接的功能，吸引了周边的商务人群和大量游客，可以利用资源优势开发推广水上运动项目和赛事，发展滨水休闲产业，培育新的休闲体育经济增长点。世博园区"城市博览"段为文化游览、体育健身、城市节庆的滨江空间，可供市民休憩、健身、观光，因此，可以在世博园区进行城区文化展示，举办各类展览活动。南园"慢生活港湾"段的主要功能是体育健身，满足周边市民的健身、休闲、文化、活动、老年慢生活等各种需要。

### 3. 构建生态健身休闲空间

构建生态健身休闲空间，要坚持"体绿结合"的原则，将绿地作为健身空间的延伸，让健身项目为绿地不断增加活力，进一步提升慢行休闲的趣味性和娱乐性。要以自然为本底，构建亲水怡人的绿色岸线，把体育元素融入地区生态格局。发挥好公园、绿地、江水等绿色生态资源优势，整合沿江植被覆盖区域，打造绿色岸线，利用水上走廊等方式串联步道网络，既不过多影响自然环境，又让市民更加亲近自然，让滨江空间更加亲水宜人。

### 4. 完善配套便民服务设施

结合黄浦滨江沿岸的公园绿地等公共空间，围绕步道、自行车道、篮球场、小型足球场等各类嵌入式体育体育休闲设施，面向健身、游憩、居住、办公等各类人群在滨江的不同活动需求，完善配套便民服务设施，提供差异化、细致化的精准服务。提升人性化程度，设置集合式公共服务设施点，沿线增设休息座椅、指示牌、遮阳设施，综合设置饮水点、便利店及自动售货机、停车场、冲淋房、公共卫生设施等；提升智慧化程度，围绕健身休闲活动，提供便民设施，推进无线网络、虚拟场景、智能技术等运用，创造智慧化的滨江健身休闲设施环境，逐步实现人与空间环境的互动，提升设施服务的便捷度与舒适感，使黄浦滨江健身休闲带真正成为市民生活的一部分。

### 5. 聚焦健身休闲文化塑造

具有本土特色的健身休闲文化是指该城市在聚集、吸收辖区内外健身休闲文化的历史过程中，形成的能够区别于其他区域健身休闲文化的特点，反映出城市本身健身休闲文化的独特之处或特有印象的部分。要加强本土特色健身休闲文化资源的保护开发，在科学评估城市辖区健身休闲文化资源的基础上实施"全面兼顾、突出重点"的保护开发措施，以充分挖掘内源性特色体育文化资源的价值，推动特色体育文化资源的传承与发展。再次，因地制宜，充分结合城市特色的自然与环境，打造突出地域环境特色的健身休闲文化元素。创新文化发展方式，围绕特色体育赛事文化、特色健身项目文化、特色健身活动文化、特色休闲产业文化及特色体育建筑文化，不断加强中西体育文化的深度交流和融合，形成内涵更为丰富、形式更加多元的特色体育文化内容。再者，重视健身休闲文化的市场营销，培水上运动、极限运动、路跑运动等新兴文化消费业态，推动文化创意产业发展，提升本区域健身休闲文化的影响力。

# 上海健康服务业发展步入 "快车道"

上海社科院健康服务业课题组

2018 年，上海不断创新健康服务业发展和社会办医政策，出台实施"上海健康服务业 50 条"，构建以健康医疗、健康服务、健康保险为重点，健康信息为支撑，新兴健康服务业为新动能的健康服务业体系。推进"放管服"改革，优化健康服务业发展的营商环境，培育一批健康服务品牌。推进健康服务业集聚区和重大项目平台建设，使集聚区和重大平台项目成为上海健康服务业发展的重要载体。促进健康服务业与制造业对接，支持健康制造发展。推进健康服务业管理体系建设，推进各项政策落地，为健康服务业高质量发展提供制度保障。据统计，2018 年，全市健康服务业从业人员达 79.06 万人，同比增长 4.1%，总产出 4260.13 亿元，同比增长 8.3%。其中健康服务业增加值 1744.85 亿元，同比增长 9.9%，占第三产业增加值的 7.6%，占 GDP 的 5.3%，其中增加值占 GDP 比重近年来逐年稳步上升[1]，突显了健康服务业在本市经济发展中的重要性，已成为本市重要经济增长点（图 1）。

95

---

[1] 数据来源：上海市统计局《上海服务业统计手册》(2018)。

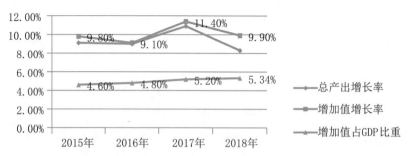

**图1　近年来上海健康服务业发展情况**

## 一、出台实施"上海健康服务业50条"

为落实健康中国建设战略，服务卓越全球城市建设，打响"上海服务"品牌，改善健康民生，促进经济转型升级，上海市卫生健康委牵头编制实施《上海市人民政府关于推进本市健康服务业高质量发展，加快建设一流医学中心城市建设的若干意见》（沪府发〔2018〕25号），推动构建以健康医疗、健康服务、健康保险为重点，健康信息为支撑，新兴健康服务业为新动能的健康服务业体系。

《意见》提出上海市健康服务业发展的奋斗目标，到2020年，健康服务业规模和质量不断提升，增加值占全市生产总值比重力争达到6%左右，建成亚洲医学中心城市；到2030年，健康服务业增加值占全市生产总值的7.5%，成为城市重要支柱产业，建成具有全球影响力的健康科技创新中心；到2035年，建成与卓越全球城市定位相匹配的健康服务业发展体系，健康服务业规模和质量居全球城市前列。并从加快重点领域发展（健康医疗、健康服务、健康保险）、构建协同发展的市场体系、加强健康服务业引导和支持等方面提出50条政策举措。

## 二、优化健康服务业营商环境

### 1．不断深化"放管服"改革力度

一方面，实行更开放的准入政策。具体措施包括：（1）放宽规划限制，先行放开 100 张床位及以上的社会办医疗机构、全科诊所和中医诊所规划限制；（2）优化审批流程，对二级及以下医疗机构的设置审批和执业登记，实施"两证合一"；取消无法定依据的前置条件或证明材料，压缩审批时限，推进网上审批，实现审批"只跑一次"；（3）淡化等级要求，完善医疗技术备案制度，淡化医疗机构的等级要求，重点审核医师执业资质和能力；（4）放松从业限制，支持注册全科医生自主执业开办全科医生诊所，并实行备案制，推进医师多点执业，探索实施护士执业区域注册；（5）放宽科目设置，将诊所诊疗科目设置扩大到 4 个；（6）推广管理模式，将上海自贸区社会办医疗机构乙类大型医用设备管理模式推向全市等。另一方面，提供综合性支持政策。涵盖医保、土地、财税等领域。其中，税收政策方面，对经认定的健康服务企业，可享受高新技术企业或技术先进型服务企业的政策优惠，按照规定减按 15% 的税率征收企业所得税；对实际发生的职工教育经费支出，不超过工资薪金总额 8% 的部分，准予在计算应纳税所得额时扣除。医保政策方面，对在高水平社会办医机构就医的医保病人，基本医疗服务的费用由基本医疗保险基金按照公立医院同等收费标准予以结算，非基本医疗服务费用由病人自负。最近，上海市多家高水平社会办医机构（上海国际医学中心、嘉会国际医院、德达医院等）纳入医保结算。土地政策方面，对于营利性医疗机构项目使用医疗用地的，符合国家规定的可以协议出让方式供地；对于存量产业用地，可通过转型开发、节余土地分割转让、政府收

97

储等方式进行盘活利用，支持利用以划拨方式取得的存量房产和原有土地兴办健康服务业。

### 2. 扶持高水平社会办医发展，打造社会办医品牌

加强公立医疗资源、医学教育资源对社会办医的支持，通过支持高水平社会办医纳入本市医保结算、纳入医疗联合体、与公立医院开展协议合作、教学基地认定等方式，培育了一批以高端服务、先进技术为特征的国际化社会办医品牌。2019年9月，上海市已形成以上海嘉会国际医院、德达医院、冬雷脑科医院、集爱遗传与不育诊疗中心等为代表的一批社会办医品牌。开展社会办医的星级评选，通过星级评选，促进社会办医提高服务水平和质量。2019年9月，通过第三方评价，全市评选出62家星级品牌社会办医机构。支持新虹桥国际医学中心、嘉会诊所等一批品牌社会办医加入区域医疗联合体，把嘉会医院作为全市唯一的社会办医机构纳入中国国际进口博览会医疗保障工作体系。同时，支持天佑医院、蓝十字脑科医院等社会办医筹建同济大学附属医院，协调解决冬雷脑科等社会办医使用工业用地等问题。推进自主定价的高水平社会办医机构纳保工作，上海5家高水平社会办医机构（上海国际医学中心、嘉会国际医院、德达医院、泰和诚医疗诊所和全景医学影像诊断中心等）纳入上海医保结算，这意味着医保病人在这5家医疗机构就医，医保部分费用由医保基金予以结算，剩余部分由病人自己承担或由商业健康保险结算。推动高水平社会办医成为医学院校的教学基地，2019年3月，嘉会国际医院与上海健康医学院签约，成为健康医学院的教学基地。近期，在新虹桥国际医学中心先行先试，支持公办与民办医疗机构联动发展，探索依托申康医院发展中心平台，研究公立医院高技术团队进入社会办医的路径，鼓励双方在人才、管理、技术等方面建立协议合作关系等多项

突破性举措。

2018 年底，全市社会办医机构已达 2539 家（其中诊所 774 家），占全市医疗机构总数的 49.7%，核定床位 2.3 万张（其中 2017、2018 两年增加 1 万张），占全市 17.7%，医生 1.33 万人，占 17.8%。其中，外资医疗机构 30 家，独资 6 家。社会办医机构年门急诊人次达到 1997.54 万人次，占全市的 7.66%，出院 22.58 万人次，占全市的 5.05%，业务收入 201.23 亿元，占全市的 12%，成为医疗服务体系的重要组成部分。上海已培育一批以高端服务为特征、以先进技术为特色的社会医疗机构，比如以上海嘉会国际医院、上海国际医学中心、和睦家医院、德达医院等为代表的国际医院，以远大心胸医院（心胸专科）、集爱遗传与不育诊疗中心（生殖医学）等为代表的特色专科医院，社会医疗机构特色化、品牌化发展趋势明显。

## 三、推进重大健康服务业载体建设

### 1. 推进"5+X"健康医疗服务集聚区布局建设

在上海浦东国际医学园区、新虹桥国际医学中心、嘉定精准医疗与健康服务集聚区、普陀桃浦国际健康创新产业园和徐汇枫林生命健康产业园区等 5 个健康服务业园区基础上，在崇明、杨浦、金山、奉贤、松江等区再打造若干个健康服务业园区。上海市经济信息化委编制健康服务业产业地图，将"5+X"健康医疗服务集聚区纳入上海市产业地图的重要组成部分。在现有园区中，上海浦东国际医学园区主要是以上海质子重离子医院、上海国际医学中心为平台，建设专科特色医疗服务产业链，未来重点打造亚洲肿瘤治疗中心；新虹桥国际医学中心以国家健康旅游基地建设为核心、集约化为特色，加快形成高端医疗服务集聚区；嘉定区精准医疗与健康服务集聚区以国家肝癌科学中心、市中医院为依托，建设以细胞科技、免疫细胞治疗和中医药健康服务为特色的精准医疗与健康服务集聚区；普陀桃浦国际健康创新产业园区主要是推进健康服务业跨界融合发展，打造"保险＋健康＋金融＋互联网"健康服务生态圈；徐汇枫林生命健康服务业园区主要是以临床医学研发为特色，健康科技创新企业集聚发展。市卫生健康委召开园区规划编制和交流会，并下发工作通知要求各集聚区开展规划编制。2018年11月，上海（南翔）精准医学产业园、安亭国际医疗产业园正式开园，"抗癌登月"精准医学大数据云计算服务平台项目等一批项目落户上海（南翔）精准医学产业园，体外诊断（IVD）加速服务平台、细胞资源共享平台等一批创新平台落户安亭国际医疗产业园。

## 2. 推进生物医药产业基地发展

2019年9月，上海已形成"7+2+3"生物医药产业基地，"7"是指浦东、闵行、奉贤、金山、嘉定、青浦、松江等生物医药制造业基地，"2"是指浦东、徐汇等研发外包服务业基地（表1），"3"是指浦东、黄浦、普陀等商业基地（包含物流配送、连锁经营、电子商务等）。同时，依托奉贤生物科技园建设的上海"东方美谷"，重点发展美丽健康产业。此外，本市还出现了一些健康服务业集聚的新载体。比如健康小镇：金山的山阳镇与市公共卫生临床中心形成战略伙伴关系，以"疾病诊疗的临床研究与应用"、"组织再生修复、健康保健与抗衰老"为健康产业主要抓手，带动开发与利用养老、休闲、旅游资源，建设上海·湾区医学（健康）科创中心和"湾区健康小镇"。闵行的华漕镇整合区域内养老社区资源（快乐家园）、医疗卫生资源（新虹桥国际医学中心）和休闲养生娱乐资源（快乐家园开心农场），发挥区域内国际和区位优势，打造以优质健康服务为主的特色小镇。再比如健康产业的产城融合：目前张江科学城、徐汇区已初步实现产城融合，嘉定新城也在大力推进健康产业的产城融合。2018年，上海生物医药制造总产值为1176.6亿元，同比增长9.8%。

**表 1　上海市生物医药研发外包服务业园区情况**

| 园区名称 | 依托基础 | 重点发展产业 | 规划目标 |
|---|---|---|---|
| 1 浦东基地 | 张江国家生物医药产业基地核心区和中国（上海）自由贸易试验区 | 以生物医药创新集群建设和融入国际生物医药创新研发链为抓手，以区域内生物医药研发服务外包龙头企业为重点，在大力发展研发服务外包业的同时，加快引进外资研发中心和跨国公司总部 | 形成具有国际水准、亚太一流的创新产品研发和外包服务集聚区 |
| 2 徐汇基地 | 徐汇枫林生命科学园等区域医疗资源优势 | 做大做强上海临床医学研究中心，加快引进国内外著名研发、CRO机构和跨国公司总部 | 力争建成符合国际新药开发和临床研究标准的示范区，成为中国生命科学研究水平最高地区之一 |

### 3. 建设一系列重大项目和功能型平台

平台项目建设是支撑健康产业高质量发展的重要载体。以市场需求为导向，结合区域资源基础和发展定位，统筹规划"5+X"健康服务业园区，建成一批业态集聚、功能提升、特色鲜明的现代健康服务业园区和基地。聚焦健康科技创新，建设长三角罕见病实验诊断中心，以及打造基因产业平台、重大产业技术基础实验室、药品与器械公共服务平台、医学人工智能研发与转化功能型平台、开放共享的临床试验平台等六大平台项目，着力构建"政府支持、市场驱动、利益共享"的运行模式，推动产学研医协同发展。转化医学国家重大科技基础设施建设预计2019年6月基本竣工并试运行，国家肝癌科学中心已建成并试运行，完成国家儿童医学中心基础设施建设项目立项。共享临床试验平台（未来医院）项目，依托上实集团和徐汇枫林生命健康服务业园区，正在筹备建设。长三角罕见病试验诊断中心建设、实验室自建检测方法（LDT）的临床研究应用等工作方案已初步形成。

"抗癌登月"精准医学大数据云计算服务平台项目、体外诊断（IVD）加速服务平台项目、细胞资源共享平台项目等一批创新平台落户嘉定产业园。

### 4. 推进中医药服务业发展

浦东新区被确定为国家中医药健康旅游示范区建设单位，上海中医药博物馆、益大本草园被确定为国家中医药健康旅游示范基地。建立"海上中医"国际医疗健康服务平台，在德国、阿联酋建立中医药中心，培育有跨国竞争力的市场主体和具有较高附加值的中医药服务贸易项目和品牌。

### 5. 推进健康保险交易平台建设

聚焦健康保险，依托上海保险交易所，建设健康保险交易平台，以及保险产品创新、核保理赔服务等平台，促进健康医疗保障体系、服务体系和管理体系转型升级。2018年10月，上海卫生健康委与上海保险交易所合作，正式启动全国首个健康保险交易中心建设，先期试点开展保险产品创新和核保理赔服务等工作，通过充分挖掘和发挥医疗健康大数据的价值，破解健康保险业发展的数据瓶颈问题，促进商业保险与医疗服务、健康管理融合发展，支撑上海健康产业发展。同时，当前，上海健康保险业也逐步从理赔型向主动管理型转变。平安健康引入"健行天下"健康管理平台，国寿、平安人寿、友邦、泰康养老等开展在线问诊、门诊预约及陪诊、健康评估等服务，新华人寿、泰康养老等针对不同人群提供个性化健康体检或肿瘤早筛服务，太保安联参股质子重离子医院，推出多款肿瘤健康险产品。

## 6. 促进健康制造业协同发展

为落实上海市促进生物医药产业高质量发展行动方案，积极推动健康事业与生物医药产业多层次、多方位联动发展。以临床应用为导向，聚焦前沿技术和原始创新，研究建设"上海市临床医学研究中心"，形成临床研究、平台建设、协同创新和人才培养的综合性研究基地。鼓励医疗机构和医务人员参与临床试验，共有38家医疗机构取得医疗器械临床试验机构备案，其中35家为药物临床试验基地，3家为非药物临床试验基地。支持人类表型组研究、全脑介观神经联接图谱等大科学计划，以及"国际灵长类脑研究中心"建设和重大专项。积极打造上海市明星产品，支持"甘露寡糖二酸（GV-971）""火鹰支架"等国际领先药品和设备的研发，推动首套国产质子治疗装置在上海市落地，首个国产血流导向装置获准上市。积极支持国产医疗设备、药品等生物医药创新产品在上海市医疗机构临床使用，沪产大型医用设备和心脏起搏器（创领心律）等已进入上海市多家三甲医院。国外已批准上市的抗肿瘤药物也在上海市定点使用。同时，加快临床试验机构建设步伐，鼓励医疗机构和医务人员参与临床试验。

## 四、加强健康服务业管理体系建设

上海主要是通过"放管服"改革推进健康服务业管理体系建设，既抓"放"、"服"，也要抓"管"。综合运用"信息化＋制度"的手段，实行严格监管和联动监管，强化健康服务市场退出机制建设。2018年以来上海不断完善医疗机构、医师不良执业行为记分管理办法，出台《上海市医疗机构不良执业行为记分管理办法》《上海市医师不良执业行为记分管理办法（试行）》，于2019年正式施行，将不良执业行为记分与执业许可校验、医保支

103

付、等级评审、医师考核、职称晋升等挂钩，形成不良医疗机构和不良执业人员的退出机制。同时，关于促进诊所发展试点工作的实施方案也在研究和制定当中。此外，上海市还先后出台《上海市"互联网＋护理服务"试点工作实施方案》《上海市互联网医院管理办法》，完善健康服务业新业态的管理，并且结合国家健康产业统计分类目标，启动健康产业统计制度研究，为健康服务业产业政策决策提供数据支持。

# 上海市日间手术发展现状与思考

杨　丽　郭永瑾　赵　蓉　杨佳泓　蒋宇飞 *

日间手术是指病人在一日（24 小时）内入、出院完成的手术或操作（不含门诊手术）。[①] 这是 20 世纪初起源于英国的一种医疗服务模式，目前在欧美发达国家已广泛开展。国内从 21 世纪初开始起步，近年来其优势逐步受到医疗机构和社会公众认可，自 2015 年起，推广及发展日间手术已纳入国家医改工作要求及国家卫健委、国家医保局有关工作要求（参见表 1），日间手术得到较快发展。

上海市作为国内最早开展日间手术实践的地区之一，在日间手术开展规模及管理经验方面在国内相对领先。2018 年上海市质量监督管理局发布国内首项关于日间手术管理的地方标准——《医院日间手术管理规范》，规定开展日间手术的组织管理要求、日间手术中心的设置要求、日间手术适应范围、日间手术服务流程和质量控制要求。本文总结梳理上海市日间手术发展背景、发展历程和现状，为下一阶段日间手术规范化、精细化管理提供参考。

---

* 　作者系上海申康医院发展中心工作人员。

① 　如有特殊病例由于病情需要延期住院的，住院最长时间不超过 48 小时，称为日间手术住院延期病人。

## 一、上海日间手术发展背景

### （一）客观因素

#### 1．医学技术的进步和社会的发展

一方面，日间手术所要求的麻醉以及各类微创等先进技术的广泛应用，为日间手术的开展提供了技术支持。另一方面，随着社会的发展和科技的进步，人们的文化水平和卫生健康素养逐步提升，对应用于临床的新医学技术接受度提高，使日间手术具有推广的可能。

#### 2．疾病经济负担不断增长，同时优质医疗资源有限

随着疾病谱和死因谱的改变，疾病经济负担不断增长，迫切要求医疗机构进一步提升运行效率，以缩短病人住院时间，减少病人住院费用。上海市已进入深度老龄化阶段，人民群众医疗卫生服务需求不断增加，同时，上海市级医院还承担了许多外地急危重病人的治疗工作，优质医疗资源供需矛盾突出。日间手术对于提升医院运行效率，从而缩短病人住院天数，减少病人费用支出，最终减轻疾病经济负担具有十分重要的作用。

#### 3．国家卫生政策的支持和鼓励

近年来，国家层面采取一系列有利于日间手术发展的政策举措，使日间手术向规模化、规范化方向发展。2013 年 3 月国家卫生计生委卫生发展研究中心成立"中国日间手术合作联盟"，以推动国内日间手术学科发展。同年 5 月，国际日间手术学会（ISSA）正式接纳中国为成员国。2015 年以来，国务院办公厅、原国家卫生计生委、原国家人社部等政府部门在多项文件中提出鼓励和发展日间手术的工作要求（见表 1）。日间手术模式正在国内逐步推广，以达到通过手术管理和医疗服务模式的转变，提高医疗资源的服务效率，减少医疗费用支出的目的。

## 表1 2015年以来发布的相关文件要求

| 文件名称 | 发布时间 | 工 作 要 求 |
|---|---|---|
| 国务院办公厅关于城市公立医院综合改革试点的指导意见 | 2015年5月中央深改领导小组审议下发 | 在规范日间手术和中医非药物诊疗技术的基础上，逐步扩大纳入医保支付的日间手术和医疗机构中药制剂、针灸、治疗性推拿等中医非药物诊疗技术范围。 |
| 关于印发进一步改善医疗服务行动计划的通知 | 2015年5月国家卫生计生委、国家中医药管理局下发 | 推行日间手术。医院在具备微创外科和麻醉支持的条件下，选择既往需要住院治疗的诊断明确单一、临床路径清晰、风险可控的中、小型择期手术，逐步推行日间手术，提高床位周转率，缩短住院患者等候时间。 |
| 2016年深入落实进一步改善医疗服务行动计划重点工作方案 | 2016年4月国家卫生计生委下发 | 逐步推行日间手术。三级医院逐步推行日间手术，……。一是主动公开日间手术病种和术式清单，……，在患者知情同意情况下，为患者实施日间手术。加强对患者健康知识宣传，引导患者逐步接受日间手术模式。二是理顺内部业务流程。为开展日间手术提供必要的设备设施、人力与物力支持，探索建立日间手术中心，……。三是以医联体为切入点，衔接分级诊疗制度。 |
| 关于印发开展三级医院日间手术试点工作方案的通知 | 2016年10月，国家卫生计生委、人社部联合下发 | 试点目标：到2018年，各试点医疗力争3—5个临床专业开展日间手术，日间手术占择期手术比例达到10%。日间手术组织管理模式初步建立，形成比较完善的日间手术管理制度和诊疗标准体系。患者能够获得规范、高效的日间手术诊疗服务。 |
| "十三五"卫生与健康规划 | 2016年12月，国务院印发 | 合理调配诊疗资源，推行日间手术，加强急诊力量，畅通急诊绿色通道。 |
| 深化医药卫生体制改革2017年重点工作任务 | 2017年4月，国务院办公厅印发 | 组织开展三级医院日间手术试点，进一步完善和落实医保支付和医疗服务价格政策。落实引导推动公立医院参与分级诊疗的各项政策。 |
| 关于进一步深化基本医疗保险支付方式改革的指导意见 | 2017年6月，国务院办公厅下发 | 重点推行按病种付费。原则上对诊疗方案和出入院标准比较明确、诊疗技术比较成熟的疾病实行按病种付费。逐步将日间手术以及符合条件的中西医病种门诊治疗纳入医保基金病种付费范围。 |

（续表）

| 文件名称 | 发布时间 | 工　作　要　求 |
|---|---|---|
| 进一步改善医疗服务行动计划（2018—2020） | 2018年1月，国家卫生计生委发布 | 以日间服务为切入点，推进实现急慢分治。符合条件的三级医院稳步开展日间手术，完善工作制度和工作流程，逐步扩大日间手术病种范围，逐年增加日间手术占择期手术的比例，缩短患者等待住院和等待手术时间，提高医疗服务效率。鼓励有条件的医院设置日间病房、日间治疗中心等，为患者提供日间化疗、新生儿日间蓝光照射治疗等日间服务。要求医联体内基层医疗卫生机构，为日间手术和日间治疗的患者提供随访等后续服务。 |
| 关于加强三级公立医院绩效考核工作的意见 | 2019年1月，国务院办公厅发布 | "日间手术占择期手术的比例"纳入医院考核体系【指标定义】考核年度出院患者施行日间手术台次数占同期出院患者择期手术总台次数的比例。 |

#### 4．上级管理部门的相关考核要求

医院上级管理部门和医保部门的考核要求是日间手术发展的外在推动因素。目前在卫生行政部门、医保管理部门、医院上级主管部门的考核要求中，往往将次均费用和平均住院日作为评价医院运行效率的参考指标。因此，医院也存在主动寻求办法降低次均费用和平均住院日的需求，日间手术成为其有可能选择的重要方向。

#### （二）三级医院开展日间手术的内在动力

#### 1．医疗资源的优化配置

医院发展的内在驱动因素是日间手术发展的基本动力。首先，医院加强学科建设和发展，必须以一定的床位资源投入作为基础，而上海市公立医院的床位规模受到区域卫生规划的控制不能无限增加，因此需要加强已有床位的周转利用效率来为学科发展提供新的"空间"。其次，面对大量择期非疑

难手术患者不能及时收入院的问题，开展日间手术是解决床位不足的一个有效方式。另外，传统外科病房和床位管理模式中存在一些矛盾和问题，如择期手术患者排队等候住院床位时间较长，同一病区患者手术级别差异大，导致病房、手术室、麻醉等设备人员配备"面太广"造成浪费和低效率，同时诊疗护理工作向"急""重""恶"患者倾斜，轻症患者难以享受"均质化服务"等。综合实力较强的市级医院由于品牌效应吸引了大量患者，以上问题更加突出，发展日间手术成为解决医院发展难题，突破发展瓶颈的有效方式。

## 2. 医院绩效考核的要求

医院绩效考核的引导是日间手术发展的有力推手。日间手术涉及多部门的协调和院内资源的整合，其有力推进需要医院领导以及相关科室负责人的推动和支持。医院绩效考核是科室及医师行为的"指挥棒"，有利于将各方面力量归于一处。上海部分市级医院已经根据自身实际情况，制定相应的日间手术绩效考核标准，结果表明对各科室主动开展日间手术起到一定引导作用。

## 二、上海日间手术发展历程

2006 年，上海率先在国内有组织有计划地推动日间手术试点工作，全市三级医院广泛开展，主要经过三个发展阶段。

### （一）制定规范，启动试点

### 1. 启动首批 6 家医院试点

2006 年 5 月，申康医院发展中心选择市一、仁济、新华、儿童、儿童医学中心、眼病防治中心等 6 家医院作为首批试点医院，下发《关于在市级

109

医院开展日间手术试点工作的通知》，明确日间手术的范围，并就病房设施、人员组织、业务流程等方面对日间手术病房运作模式作出相应的规范，提供集中式管理①和分散式管理②2种模式供试点医院选择。

## 2．试点初步成效

6家试点医院当年开设日间手术床位97张；开展病种主要有斜视、白内障、斜疝、鞘膜积液、包茎、窄缩性腱鞘炎、无痛刮宫术、声带息肉等50余种，涉及眼科、普外科、泌尿外科、骨科、妇科、五官科6个临床科室；共实施手术近3000例，开展日间手术病种的平均住院天数、平均术前待床日、平均医疗总费用与以往同期比较分别下降63.09%、63.41%和17.51%。

### （二）推广试点经验，鼓励集中式管理

#### 1．推广试点经验

为了总结推广试点经验，申康医院发展中心于2007年4月在仁济医院组织召开"日间手术"现场交流会，并邀请市卫生局及市医保局等部门的相关负责人参加会议。会议对"日间手术"试点工作进行回顾和总结，介绍仁济、市一医院日间手术相关工作情况。会议提出，推广"日间手术"既要积极借鉴国际上成熟的经验和做法，还要积极探索如何结合上海的实际情况，解决好医生的诊疗习惯、病人的心理障碍、医院的运行模式和补偿机制等各种问题，做好质量控制和风险防范，切实降低医疗费用，使群众满意。

#### 2．鼓励集中式管理

日间手术在市级医院中逐步得到推广，日间手术床位数、病种数、手术

---

① 日间手术集中式管理：指设立日间手术中心，包含独立的病区、手术室、综合服务区、医护人员办公区，以达到为患者提供集中式服务的目标。
② 日间手术分散式管理：指以科室为基础，在部分病区设置日间手术床位，分散收治，分散管理，即在普通住院病房实行普通住院患者和日间患者混合管理。

量逐年增加。从试点情况看，独立的日间手术中心，虽然前期硬件改造和人员培训投入较大，但管理相对规范，流程较为统一，运行效率和安全性较高。为进一步推进市级医院开展日间手术集中式管理，进行日间手术中心建设，申康医院发展中心于2012年下发《关于加强日间手术管理的指导性意见》，提出日间手术中心的机构设置和人员管理、规模布局、流程管理、设备配置、日间手术患者选择和安全管理要求，鼓励医院根据各自诊疗特色，将技术成熟和风险较小的手术优先安排在日间手术中心进行，还推荐市级医院开展日间手术的8个专科61个病种。

（三）加强规范化和精细化管理，开展学术交流

1. 积极参与组建全国日间手术合作联盟

2013年，全国成立日间手术合作联盟，并成为国际日间手术学会（International Association for Ambulatory Surgery，IAAS）成员国。申康医院发展中心组织市级医院积极参与国内外同行交流并致力于推进日间手术工作的开展。

2. 深入调研，研制地方标准

2014年申康医院发展中心对市级医院开展日间手术工作情况进行广泛走访调研，并与各市级医院相关负责人进行深入交流，探讨进一步规范和深化日间手术工作的优化策略。2014—2016年，受上海市卫生计生委委托，申康医院发展中心联合上海市医院协会日间手术管理专业委员会、上海交通大学医学院附属仁济医院、上海市第一人民医院、复旦大学附属中山医院、上海市第十人民医院、上海市儿童医院、复旦大学附属儿科医院等单位研制完成地方卫生标准预研制项目《医院日间手术管理规范》，并由上海市质量技术监督局批准立项列入《2016年下半年上海市地方标准制定项目计划》

111

（项目编号：DB31-E4-16083）。《医院日间手术管理规范》地方标准规定了开展日间手术的组织管理要求、日间手术中心的设置要求、日间手术适应范围、日间手术服务流程和质量控制要求。该标准已于2018年7月正式发布。

### 3. 医院结合工作实际，依托信息化加强规范化和精细化管理

部分市级医院在集中化管理的基础上，探索依托日间手术信息化管理进一步优化管理流程和服务流程，并通过调整医生绩效考核指标引导日间手术的病种结构调整。

## 三、上海市日间手术发展现状

### （一）地方标准相关要求

### 1. 日间手术的适应范围

（1）术式（病种）准入要求

开展日间手术的术式（病种）应通过医院认证，医院可根据实际情况制定本院开展日间手术术式（病种）范围，避免将原有的门诊手术纳入日间手术范围。

开展日间手术的术式（病种）要求：开展日间手术的术式（病种）宜满足以下条件：a.术后出血风险小；b.气道受损风险小；c.术后能快速恢复饮食、饮水；d.术后疼痛可用口服镇痛药缓解；e.无需特殊术后护理；f.手术时间一般不超过2小时；g.一般在入院后24小时内离院，住院时间最长不超过48小时。

（2）接受日间手术的患者适应要求

接受日间手术患者宜满足以下要求：a.成人患者需有自主行为能力，意识清晰，愿意接受日间手术服务模式；b.儿童患者需其监护人愿意接受日间

手术服务模式；c.术前患者体格情况符合ASA病情分级Ⅰ—Ⅱ级以及部分内科情况已严格控制的ASA病情分级Ⅲ级；d.术后有基本护理能力的家庭陪护人员；e.出院后有适宜康复的居住环境，如出现并发症后能及时送转到相应医疗机构；f.符合拟开展手术的其他要求。

**表2　美国麻醉医师协会（ASA）于麻醉前根据病人体质状况对手术危险性进行分类的标准**

| 分级 | 标　　准 | 手术耐受力 |
|---|---|---|
| Ⅰ | 身体健康，发育、营养良好，各器官功能良好 | 能耐受麻醉和手术 |
| Ⅱ | 除外科疾病外，有轻度合并症，功能代偿健全 | 对一般的麻醉和手术能耐受 |
| Ⅲ | 合并症较严重，体力活动受限，尚能应付日常工作 | 麻醉手术有顾虑 |
| Ⅳ | 合并症严重，丧失日常工作能力，经常面临生命威胁 | 麻醉手术有危险 |
| Ⅴ | 无论手术与否，生命难以维持24小时的濒死患者 | 麻醉手术异常危险 |

（3）日间手术麻醉禁忌症

患者存在以下情况之一的，不宜实施日间手术麻醉：a.呼吸道严重感染；b.严重慢性阻塞性肺病；c.胃潴留；d.急性上消化道出血；e.休克、严重心脑疾患；f.严重鼾症或过度肥胖；g.严重心动过缓；h.镇静药物过敏；i.急性腹膜炎；j.结肠扭转或广泛粘连；k.严重消瘦或恶液质；l.癫痫、精神异常、严重焦虑、抑郁患者；m.无法交流；n.不宜实施麻醉的其他情况。

## 2. 日间手术服务流程

日间手术服务流程主要包括门诊诊疗、入院前评估、预约及入院、术前评估及术前准备、手术、术后管理、出院等环节。对于不符合出院要求的病例，后续应转入相关专科住院病房继续治疗。日间手术服务流程见图1和表3。

113

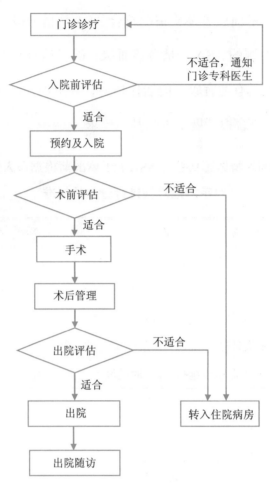

**图 1　日间手术服务流程**

**表 3　日间手术服务流程及主要内容**

| 服务环节 | 服 务 内 容 |
| --- | --- |
| 门诊诊疗 | 由门诊主诊医师负责，对患者进行诊断以及治疗计划的沟通及安排。 |
| 入院前评估 | 由手术医师确定患者是否符合手术指征，由麻醉医师及相关专业医师共同评估患者是否存在手术和麻醉风险。入院前评估的检测项目应侧重于对患者围手术期处理有针对性或指导意义的项目。对于经评估符合日间手术要求的患者，应在入院前完成日间手术基本宣教。 |
| 预约及入院 | 由服务区或相关服务部门工作人员协助患者预约住院床位及办理入院手续。 |
| 术前评估及术前准备 | 患者入院后，手术医师和麻醉医师需再次评估以确认患者符合手术指征，并向患者（或其委托人）充分告知手术方案相关事项。在确认手术方案征得患者（或其委托人）同意后，由手术医师、麻醉医师和护士配合完成手术前各项准备工作。 |

（续表）

| 服务环节 | | 服 务 内 容 |
|---|---|---|
| | 手术 | 由手术医师、麻醉医师和手术室护士配合，按照诊疗规范实施相应的手术及麻醉复苏流程。如果患者手术中出现麻醉意外、心跳、呼吸骤停等意外情况，应在术后转至重症监护室或住院病房。 |
| | 术后管理 | 由手术医师、麻醉医师和护士配合，应做好对患者的对症处理以及对患者及其陪护者的宣教。对于接受全麻手术的患者，应注意处理好患者在麻醉后初期恢复（从患者移交给复苏护士始，直到患者转入病房）可能出现的手术后恶心、呕吐和疼痛等问题。 |
| 出院 | 出院评估 | 医院应依据《医院日间手术管理规范》（地方标准）7.8.2 和 7.8.3 的规定制定明确的日间手术出院标准并执行，应确认患者符合出院标准方可予以出院。 |
| | 出院指导 | 由主管医师和护士配合对患者进行出院指导，应重点针对患者出院后 24 小时内可能遇到的情况给予口头和书面指导，并明确告知患者何时回医院随访、紧急情况下的处理方法及应急咨询服务电话等，宜根据疾病情况给予个性化指导意见。 |
| | 出院办理 | 由服务区或相关服务部门工作人员协助患者办理出院结账及相关手续。 |
| | 出院随访 | 随访护士或服务区工作人员应在出院后 3 天内对患者进行至少 1 次随访。出院随访内容应包括：麻醉不良反应、疼痛、恶心、呕吐、手术并发症、切口愈合情况及其他情况。 |
| 不符合出院指征的病例后续诊疗流程 | | 对于经出院评估不符合出院指征、须继续留院观察或治疗的患者，应在完成相关告知和谈话沟通后，转入相关专科住院病房继续治疗。 |

（二）市级医院日间手术开展的基本情况

1. 日间手术开展例数

至 2018 年底，全市 37 家市级医院有 29 家开展日间手术。开放日间手术床位 1293 张，全年完成日间手术 23.06 万人次，同比增长 11.51%，占同期住院择期手术的 24.85%，同比增长 4.13%。日间手术平均住院天数 1.34 天，较 2017 年减少 0.08 天；排队等候入院时间 3.04 天，较 2017 年减少 0.46 天。

## 2. 日间手术主要开展病种

日间手术病种呈现"范围广泛，相对集中"的趋势。收治范围涉及几乎所有手术科室；各家医院排名前 10 位病种例数占开展总例数的 51%。全市排名前 10 位病种及其相应开展例数及比例见表 4。

表 4　上海市日间手术主要病种开展情况

| 序号 | 日间手术病种名称 | 开展医院数 | 开展例数（万例） | 占日间手术比例 |
|---|---|---|---|---|
| 1 | 白内障手术 | 17 | 2.12 | 8.79% |
| 2 | 流产手术 | 12 | 0.79 | 3.27% |
| 3 | 乳房肿块切除术 | 14 | 0.78 | 3.22% |
| 4 | 宫腔镜下治疗术 | 12 | 0.67 | 2.76% |
| 5 | 骨折内固定取出术 | 4 | 0.47 | 1.96% |
| 6 | 结肠息肉手术 | 7 | 0.44 | 1.81% |
| 7 | 包皮环切术 | 10 | 0.33 | 1.35% |
| 8 | 甲状腺手术 | 4 | 0.29 | 1.22% |
| 9 | 冠状动脉造影术 | 1 | 0.29 | 1.21% |
| 10 | 泌尿系结石手术 | 8 | 0.28 | 1.15% |
| | 合　　计 | | 6.46 | 26.76% |

### （三）市级医院其他日间医疗开展情况

#### 1. 日间化疗

截至 2018 年底，全市 37 家市级医院中 26 家开展了日间化疗，开放日间化疗床位 496 张。2018 年完成日间化疗 10.89 万人次，占同期住院化疗的 38.49%。日间化疗平均住院天数 1.58 天。

#### 2. 日间介入

2018 年底，全市 37 家市级医院已有 6 家开展日间介入，开放日间介入床位93张。全年完成日间介入0.49万人次。日间介入平均住院天数1.12天，排队等候入院时间2.25天。

## 四、日间手术初步成效

部分市级医院已显示出日间手术对于提高医院效率、提高可及性、优化资源及调整病种结构、减轻疾病负担的初步效果。

### （一）提高市级医院运行效率

日间手术的运行效率较高。2018年，上海市日间手术平均住院天数为1.34天，较2017年减少0.08天，入院前等待时间为3.04天，较之前明显缩短。市级医院2018年全年完成日间手术23.06万人次，平均每床位年出院人次为195.59人次。

开展日间手术还可优化和提高医院整体运行效率。有研究者对仁济医院部分病种的平均住院天数进行了分析，同一个病种开展日间手术的平均住院天数明显低于非日间手术，并降低了全院该病种的平均住院日。

### （二）提高医疗可及性

数据显示，市级医院年开展日间手术大于20万例，这些适宜开展日间手术的手术得以在三级医院大量开展。这些患者住院等候时间和术前等候时间显著缩短，一定程度上缓解了"住院难、手术难"问题。复旦大学附属妇产科医院在2014年开展日间手术后，宫颈科患者等待手术时间从2014年的6个月降低到1个月内。

### （三）优化床位资源，加强内涵建设

通过开展日间手术，可节约并优化外科床位资源，为医院调整病种结构创造空间，促进医院内涵建设。部分医院通过绩效考核引导调整日间手术病

种结构，同时也加强了日间手术内涵建设。如仁济医院2018年全院日间手术占全院择期总手术量的42.12%。

### （四）降低平均住院费用，减轻疾病负担

有研究显示，开展日间手术可以降低平均住院费用。对仁济医院开展的部分三四级日间手术术种费用进行分析，同一病种日间手术较非日间手术各项费用明显较低。但考虑到两组患者病情可能存在差异且入院前检查费用可能统计不完全，故对直接费用的影响有待进一步测算。

需要注意的是，日间手术对于降低患者间接费用更为显著。一是对于时间的节约，包括患者住院等待时间、患者术前等待时间、患者住院时间，家属陪护时间等；二是减少院内感染等并发症可能，从而降低可能产生的并发症相关治疗费用（有待进一步研究及测算）；三是节约其他相关费用，包括患者及陪护人员食宿费、交通费等（有待进一步测算）。

## 五、思考及建议

### （一）日间手术发展中面临的一些问题

现场调查结果发现，日间手术模式已得到大部分医院管理者、临床医生和患者的认同。同时，日间手术管理者提出了进一步推进日间手术工作面临的若干问题，如，需进一步提高管理者、临床医生、患者对于日间手术的接受度和认可度；加强规范化建设，如规范日间手术病种范围，区分日间手术与门诊手术，规范简化病历及记录等相关医疗文书；加强对日间手术相关的资源投入，如医院硬件设施改造，解决相关卫技人员的不足，对医务人员的有效激励性措施，增强社区卫生的支持；改善日间手术中心的管理和流程，加强病人安全和质量管理，加强对患者的宣教及沟通等；完善医保支付方式等。

此外，通过将上海与国际同行的系统比较，在某些方面存在明显差距。从政策环境方面，主要有医保支付方式对医院和患者的激励不足、社区康复体系不完善；从日间手术的开展情况，术式覆盖还不够广泛，日间手术占择期手术的比例不高；从服务内容方面，硬件设施、服务流程、信息沟通等还需加强和改进；从管理方面，对于服务过程和主观感受的评价开展较少，管理人员和麻醉医生、专科护士等专业人员存在不足。

（二）相关建议

从日间手术的优势、市级医院面临的发展要求以及医改趋势和国际趋势来看，市级医院发展日间手术存在较大空间。市级医院日间手术管理的适宜模式是集中式管理与分散式管理相结合，应因地制宜采取适合的管理形式，积极倡导有条件的医院进行集中式管理。在推进日间手术规范化、精细化管理的过程中，要注意的重点问题包括：确定日间手术的适宜范围、加强专业人员配置与队伍建设、管理及优化流程、保障医疗安全、加强医患信息沟通、加强质量控制与评价。

市级医院日间手术发展的促进因素包括医学技术的发展、日间手术理念的推广、医院的发展、医保支付方式改革、主管部门的考核和要求、医院负责人的重视和内部绩效考核要求等。市级医院日间手术发展途径及管理抓手主要包括三方面：一是争取医院外部政策环境的支持，形成推动日间手术发展的持续动力；二是构建同行协作平台，开展交流协作和示范推广；三是引导医院完善内部管理，优化日间手术管理相关工作。

119

## 六、结语

大力推动日间手术的发展，是当前公立医院落实"改善服务、提高质量、控制费用、便民利民"工作的重要举措。日间手术虽然近年来得到较快发展，但还缺乏相关标准和规范，各地各医院发展不平衡，管理水平、病种范围、服务流程等均存在差异。

经过十多年的发展，上海日间手术的开展规模及管理经验总休处于国内领先，仍有较大发展潜力。进一步推进上海市日间手术的发展，需要卫生行政部门、医保管理部门和上级主管部门共同营造支持性的环境，并加强与国内外的同行协作交流，让上海市医疗资源发挥更大优势，造福更多患者。

# 以保险交易中心建设为"健康上海"搭建新平台

刘　亮*

2018 年，随着保险市场调整和逐渐回归"保险保障"的本源，经历了多年的高速增长的人身险保费收入增速大幅下降，但随着保险市场业务结构调整的逐渐完成，险企在加快转型，调整产品期限结构，加大长期保障型产品销售力度后经营状况逐渐好转，并随着"健康中国"战略的实施在大健康、大养老方面加快了产业布局。2018 年，全国人身险市场经历了大幅下滑和逐渐回升的过程，其中 2018 年 1 月同比下滑 25.50%，随后每月下滑幅度递减，至 2018 年底，人身险公司原保险保费收入 26260.87 亿元，同比增长 0.85%。其中健康险逆势上涨，全年健康险业务原保险保费收入 5448.13 亿元，同比增长 24.12%[①]，成为 2018 年保险市场的一道靓丽风景。

2018 年对上海市场来说由于人身险占 2017 年全部保险收入的 73%，因此受到的影响非常大，其中 2018 年 1 月人身险保费收入同比下降 57%，2 月累计同比下降 61.8%，3 月后下降幅度开始收窄，至 12 月底，上海市

---

* 作者系上海社会科学院科研人员。

① 数据来源：中国银行保险监督委员会官网公布的统计数据，网址：http://bxjg.circ.gov.cn/。

原保险保费收入累计 1405.79 亿元，同比下降 11.42%，其中人身险公司原保险保费收入 823.69 亿元，同比下降 25.42%。但健康险随着"健康上海"建设步伐的加速稳步增长，2018 年健康险原保费收入 215.7 亿元，增长 1.2%[①]。2018 年底，上海人身保险深度为 2.82，人身保险密度为 3799[②] 元，较 2017 年均有较大幅度下降。

在上海保险市场服务"健康上海"建设中，上海保险交易所正在逐渐发挥重要作用，因此，本文的目的就是在梳理上海保险交易所支持"健康上海"建设的相关情况基础上，通过对比国外典型健康保险类交易市场，提出未来上海保险交易所推动"健康保险"市场交易，进一步服务"健康上海"的相关思路。

## 一、上海保险交易所基本概况

### 1．上海保险交易所成立的背景及定位[③]

上海保险交易所是目前我国唯一的经国务院正式批准设立的从事与保险有关产品交易的市场平台[④]。该交易所成立于 2015 年 11 月，2016 年 6 月 12 日正式开业，由中国银行保险监督管理委员会直接管理。交易所的属性是股

---

① 数据来源：上海银保监局网站统计数据，网址：http://shanghai.circ.gov.cn/web/site7/。
② 保险深度指保费收入占该地区生产总值的比重，即保险深度 = 保费收入 /GDP 保险密度指地区内常住人口平均保费支出，即保险密度 = 保费收入 / 常住人员。
③ 该部分内容参考了上海保险交易所的官网：https://www.shie.com.cn/。
④ 事实上，上海早在 2009 年就开展了关于保险交易所的探索，当时由上海市金融服务办公室与复旦大学保险研究所组成了"中国保险交易所建设研究"联合课题组开展了对"构建中国保险交易所的可行性"的相关研究。随后的 2013 年，上海与中国社科院金融研究中心进行了关于"健康保险交易中心"的相关问题研究。2015 年上半年正式启动了上海保交所募集资金和遴选股东工作并在 2015 年末经国务院批准正式在上海成立了保险交易所。2016 年 6 月，上海保交所正式开业。

份有限公司，共有股东 91 家，既有中再集团、中国平安、中国太保、阳光保险和中国太平等专业保险机构、保险资产管理公司、保险中介公司等，也包括近 20 家非保险行业股东，如上海国际集团、复星产业投资、爱建集团、银之杰、恒生电子等，上海市保险同业公会是全国范围内入股上海保交所的唯一一家保险类社团组织。首期注册资本 22.35 亿元，注册地位于上海自贸区。

国家设立保险交易所的目的是按照"公司化、市场化、专业化"原则，以社会公众的保险服务需求和保险行业的经营管理需求为导向，为保险人、再保险人、经纪人、投资者等进行原保险、再保险、保单转让、保险衍生产品等交易提供一个完善高效的交易平台，同时，配套构建账户管理、资金结算、信息披露、市场咨询、运营系统、数据管理等一站式综合服务体系。

为此，上海保险交易所的业务主要是"致力于建设创新型、智慧型的保险综合服务平台和保险运营基础平台，提升中国保险行业的服务能力、创新能力和管理能力"。其主要经营范围包括以下几个方面：一是成为保险、再保险、保险资产管理及相关产品的交易场所；二是通过制定相关业务规则，为委托人选择保险经纪公司、保险公司、再保险公司等保险机构提供如办理相关手续、代理销售、支付、结算、信息安全咨询、信息技术外包服务，提供与保险、再保险市场、教育培训及数据信息服务；三是开展与公司业务相关的投资，法律法规允许的其他业务。

2. 上海保险交易所服务"健康上海"建设的主要举措

作为服务"健康上海"建设的重要举措，近年来上海保险交易所在以保险产品创新服务上海健康民生建设方面发挥了积极作用，具体举措体现在以下几个方面：

一是积极嵌入"健康上海"建设规划，明确功能定位。2017年3月22日上海市政府发布的《"健康上海2030"规划纲要》，明确健康保险是健康产业链中的重要一环，在服务健康上海建设方面具有重要意义。并且上海保险交易所以保险服务"健康上海"的平台作用，明确提出"以上海保交所为平台，推动商业保险、医疗卫生服务、健康大数据等资源的对接和整合，支持商业保险发展，充分发挥商业健康保险对居民健康管理的支撑作用"。因此，上海保交所通过自身的保险行业基础设施平台和综合服务平台的优势，整合业内外产品和各类保险资源，推动健康保险产业的创新发展。在此基础上，2018年7月，上海市政府进一步出台《关于推进本市健康服务业高质量发展加快建设一流医学中心城市的若干意见》（即业界简称的"上海健康服务业50条"），《意见》明确"健康上海"建设的三大重点领域是健康医疗、健康服务和健康保险，进一步明确提出上海保交所的定位是"合理利用商业保险、医疗卫生服务等领域数据资源，建设健康保险发展的枢纽型、功能性平台"。

二是加强跨界合作，共建健康保险交易中心。上海保交所积极按照"跨界协作、科技先导、组织创新、业务多元"的思路，深化与上海市卫生计生委的合作，共建健康保险交易中心。"上海健康服务业50条"中明确"依托上海保险交易所，设立上海健康保险交易中心"是健康保险领域的首要任务，且其建设的目标是"建立商业健康保险挂牌交易服务平台、保险产品创新平台、核保理赔服务中心和健康管理支撑服务中心，拓展商业健康保险增值服务功能"。2018年10月，上海市卫生计生委与上海保交所落实正式签订"健康中国2030合作协议"，明确共建健康保险交易中心，完善"保险＋健康服务"模式的合作内容和彼此责任。其中上海保交所的责任是以健康保险产品交易中心建设为抓手，通过平台建设的商业健康保险挂牌交易服务、保险产品创新、核保理赔服务和健康管理支撑服务等工作支持和参与医改，探索以市场化模式激发医改的动力和活力，发挥保险在控费、保障和保险增值服务等方面的积极作用。上海市卫生计生委则依托医疗资源优势，通过支持健康保险的多元化多层次的产品创新发展。

三是推出中国人保健康"爱健康"系列个人税收优惠型健康保险。2018 年 7 月 25 日，上海保交所保险产品交易系统挂牌中国人保健康"爱健康"系列个人税收优惠型健康保险，这一产品的挂牌交易，标志着我国保险业标准化场内公开交易市场建设迈出关键一步，是保险场内集中交易模式的重大创新，更是以多层次保险市场体系建设推动"健康中国"建设的一次重要探索。这是保交所根据保险产品交易规则，从公司风控水平、偿付能力、经营资质，产品责任设计、业务规则、费率水平等方面进行综合评估后最终确定的我国首只健康保险产品，真正实现了让广大人民群众"明明白白买保险，安安心心得保障"的目标。

四是以技术创新加强基础性制度和系统性平台建设。随着当前互联网新技术如区块链、AI、大数据等的快速发展，保险行业内新技术的应用也成为未来发展趋势，保交所从成立以来就明确了"技术办所"的方针，紧跟全球技术发展潮流，始终坚持技术驱动的创新模式。在坚持综合服务平台、行业基础设施市场定位的前提下，致力于最新金融科技成果在保险交易中的创新应用，着力打造"保交所＋区块链"模式的"创新型基础运营服务集中化平台"。2017 年 9 月 1 日，上海保交所正式发布区块链底层技术平台（即"保交链"），该技术平台首次使用了其自主研发的 Golang 国密算法包，能在数字保单存证的场景下支持每秒 5 万笔保单，具有指纹数据上链处

125

理的高并发处理能力，并支持灵活配置的部署模式等，从而使得平台能够在保险交易、结算、反欺诈及监管等方面展现出其高安全性、高效运营、高速接入等优势。从而在较大程度上解决了保险交易领域中的信息不共享、信息不对称等长期痛点问题，有助于提高保险业运行效率，让保险在更大范围、更深层次惠及群众和社会。此外，于2018年初上海保交所为便利居民购买相关保险产品，推出"一户通"账户系统，开户量已达170万户，该系统的上线和暂行办法发布，标志着上海保交所朝着建设保险业标准化账户管理体系方向迈出坚实的一步，对于推进我国保险交易市场现代化建设具有重要意义。

与此同时，保交所的交易制度和规则进一步完善，2018年6月，上海保险交易所保险资管专业平台—中保保险资产登记交易系统（即"中保登系统"）正式对外发布首批业务制度，标志着保险资产登记交易制度体系建设迈出关键一步，有利于运用现代化场内综合平台对行业风险进行实时性、穿透性监管，提升市场整体风险防控能力；有利于保护保险资管产品相关方的合法权益，彰显保险业姓保的价值导向；有利于从根本上建立起规范有序的保险资管市场体系，推动行业持续健康发展。

## 二、美国健康保险交易所建设的基本经验及对上海保险交易所的启示

以保险交易所的方式推动保险产品的创新和市场规范发展的最早尝试可以追溯到1688年从英国泰晤士河畔劳埃德咖啡馆起家的劳合社，美国于1979年模仿劳合社设立纽约保险交易所，但仅存续18年就于1996年歇业清算，随后1995年美国在纽约成立的巨灾风险交易所，是将互联网应用于

保险交易所交易的典范[1]。

而与健康有关的健康保险交易所则可以认为是发端于 20 世纪 80 年代美国肯塔基州的"国际医保交易所",随后一些州开始采纳这种方式推动健康保险业务的开展,其中以 1996 年加利福尼亚州的"加州选择交易所"最为成功,至今该交易所还在为数百万人服务。美国国家主导的健康保险交易所则是在奥巴马时期推出的美国健康保险交易所,是奥巴马为配合其医改方案实现全民医保而推出的核心举措之一,其最终目的是为没有医疗保障居民提供可以买到保险的场所,截至 2015 年,美国 16 个州和哥伦比亚特区已设立启用自己的州立交易所,与此同时,联邦政府还在积极协助其余 34 个州开办类似健康保险交易机构。截至 2014 年底,美国已有 800 余万人通过交易所投保。

从美国健康保险交易所对美国医改和居民健康保障的实际效果来看,其影响并不显著,特别是在特朗普上台后对奥巴马医改方案的反对,让这一交易所未来发展前景更加难以确定,但从目前该交易所实践过程中,我们还是能够总结出一些值得上海打造健康保险交易中心的成功经验,这些经验主要可以概括为以下几个方面的内容[2]:

### 1. 以强制保险与市场竞争相结合推动保险交易平台建设

根据奥巴马医改方案,要求从 2014 年开始,所有符合条件的美国公民都必须投保,且拥有不少于 50 名全职员工的雇主应当为其雇员购买团体保险,否则将处以罚款,即强制性参保的规定。同时,保险机构也不能以客户

---

[1] 实际上这类保险交易所也涉及与人身健康有关的险种,如纽约巨灾风险交易所每年交易的人员伤亡保险占市场全部交易额的 20%。

[2] 对美国健康保险交易所的分析参考了闫建军等著的《医药卫生体制改革与上海健康保险交易所设立构想》(社会科学文献出版社 2015 年版)等内容。

健康状况为由拒保或收取高额费用。同时，在交易所推行健康保险标准化的产品供排除在政府医疗保险计划以外或不能获得雇主保险计划的人提供医疗保障。这样就将强制性医保和竞争性医保结合起来。由于现代医疗保险市场包括医疗服务提供者、患者也就是保险产品的购买者和保险机构，保险机构作为患者的代理人负责与医疗服务提供者协商价格和监督医疗机构的行为，并向医疗服务提供者支付患者的医药费用。而保险机构为患者利益服务的动机取决于健康保险市场的竞争程度。如果能够提高健康保险市场的竞争性，尤其是为消费者提供较为充分的信息，消费者就能够对不同的保险产品进行比较并选择对自身更有利的保险产品。另一方面，由于交易平台具有规模效应，能够及时反馈保险需求信息，并及时推出适合个性化需求的保险产品，从而降低保险业务的经营成本，提高其盈利水平。由于居民的健康保险往往是强制保险，但通过市场化平台，消费者仍然可以在不同保险机构间进行选择，从而能够将健康保险的强制性和市场竞争性进行有效结合。

## 2. 实行产品标准化，严格合格认证和评级，方便消费者选择

由于健康保险公司很容易通过对一些特殊的医疗保障服务采取置入、排除或者限制的方式实现产品的差异化，从而通过不断细分市场使得消费者无法进行产品间的价格比较，规避市场竞争。而保险交易所则是需要避免上述行为的发生，因此，推动保单的标准化就成为市场运行的前置条件之一，即在报名表的格式上的标准化和条款的标准化，特别是保单条款的标准化更有利于竞争，条款标准化包括保障范围的标准化、保障水平的标准化、保障费用的标准化等方面的内容，从而尽可能地减少消费者与保险机构之间的信息不对称。围绕标准化的落实，保险交易所还需要对上市的健康保险计划进行认证和评级，以确保该计划达到了相关标准，以便消费者进行选择和交易。

### 3. 建立多层次的健康保险计划，增加产品的成本差异，引导消费者有效选择

根据现代医疗保险市场的特征，保险机构能够根据消费者的不同偏好提供多种管理式的医疗计划，从而形成多层次的医疗网络。美国保险交易所从消费者的需求出发，提供了四种不同的保障等级的保险计划，每一级别的保障水平对应特定的精算价值（分别为60%—90%不等，[①] 见表1），其自负保费额的上限参照法律对健康储蓄账户自付额上限的规定缴纳。

表1 美国四种保障等级的健康保险计划

单位：%

| 保障水平 | 精算价值 | 保障水平 | 精算价值 |
|---|---|---|---|
| 青铜级 | 60% | 黄金级 | 80% |
| 白银级 | 70% | 白金级 | 90% |

### 4. 提高市场透明度，构建消费者援助机制

为加强保险交易市场的规范和管理，美国的健康保险交易所进一步强化相关制度建设，包括：（1）强化对健康保险计划的信息披露要求，以便帮助消费者更好地了解和选择自己需要的保险计划。交易所明确要求每个健康保险计划需要向公众提供的信息包括：理赔的政策和做法、定期的财务状况、资料登记方式、拒绝理赔的原因、制定费率的方式、患者分担的信息、其他费用以及投保者或参与计划人的权利和义务等内容。（2）明确的评级和认证制度，交易所应当根据保险计划的质量和价格，为每一个上市的健康保险计划进行评级，并颁发认证证书，同时建立有关换发新证或吊销证书的相关程

[①] 精算价值指的是精算师依据经济学的基本原理，运用现代数学、统计学、金融学及法学等的各学科方法，对经济活动中产生的未来风险价值进行分析、评估和管理后得出的风险价值。

序，且这些内容需及时通知所有利益相关者。（3）建立快速便捷的信息发布和沟通机制，如美国保险交易所建立了一个专门的信息发布的互联网站，以便投保人能够及时获得对健康保险计划的相关信息。同时，他们还提供了在线的电子计算器，以便利消费者计算参与计划可能获得的税收优惠和成本分担补贴后的实际保险成本等。为了及时获得消费者信息，交易所还由卫生部牵头开展对不同上市产品开展消费者满意度调查，及时反馈调查结果。还建立了免费热线电话，推出领航项目，处理消费者的请求，为残障人士或英语表达能力有限的个人提供各项帮助和服务。

## 三、以市场化手段推动上海保险交易所建设的趋势分析

虽然上海保险交易所在推进健康保险产品交易方面做了一些前期的有益的探索，但全球健康保险交易市场都刚刚起步，各国针对基本医疗保障制度"第三条道路"[①]的探索和以健康保险交易所建设推动"第三条道路"的实践[②]也刚刚开始，并没有完全成熟的可供上海保交所借鉴和模仿的经验。上海保交所的相关业务也是如此，很多业务模式仍然仅停留在概念上或者有限尝试阶段，特别是我国保险市场仍处在快速成长时期，保险机构对集中交易

---

① 关于"第三条道路"是既不同于政府主导的社会医疗保险，也不同于完全商业化的保险体制，而是一种介于两者之间的保险制度设计，按照闫建军等（2015）的定义，则指的是"强制私营健康保险"，这种制度带有"国民社团"的性质，是链接商业与政府之间的桥梁与渠道。而这种将政府"强制"与商业的"私营"有效结合的平台就是健康保险交易所或类似的交易清算平台。

② 类似的机构有几种相关的健康保险交易平台，如瑞士、荷兰、德国等国家主要采取健康保险清算所的模式，主要负责与健康保险相关的保险机构之间的资金清算、风险调剂和风险平衡等业务。美国的部分州采取的是简单健康保险交易所的模式，只提供居民基本健康保险产品的交易，截至2016年，美国有约2600万人通过该方式购买了健康保险。综合健康保险交易所只在美国的马萨诸塞州设立，这种交易所的特点是包括资格认定登记、交易清算、监督和管理等多种功能。

的需求并不强烈。因此，上海保交所对"健康上海"的推动和影响作用还比较有限，在投资人数量、社会影响、普及和关注程度、交易额度等方面仍然较弱，在制度建设和技术水平上还有需要不断完善的地方，因此，未来上海保险交易所可能在以下几个方面会进一步加强和提高。

### 1. 进一步提升技术创新能力，围绕市场供求双方的最新需求开展金融科技创新

保险科技已经深入影响到包括保险服务范式、风险定价机制和风险管控模式的方方面面。上海保交所的"保交链"技术在区块链技术的应用方面领先一步，能够满足监管审计、监控运维和多练架构等特征，形成身份认证服务体系、共识服务体系、合约服务体系和平台服务体系等四大服务体系，实现数据安全和加解密支持体系、应用支持体系、数据交换协议支持体系等三大支持体系，已达到企业级应用水平，能够快捷开发、立体运维、灵活部署，满足国家金融系统的安全要求，提升行业信息安全，夯实行业信用基石。

未来保险科技将主要围绕数据采集、数据分析处理和更多行业外资源的整合优化三个方向发展，在未来保险科技时代，"精准定制"将成为主流，无论是将其推送到有需求的消费者面前还是基于个性化数据的个性化保险产品设计，都需要大数据的支撑。且对数据处理能力的要求更高，精算、风控和定价能力需要进一步优化和提升。未来保险业的服务将不再是简单的体现在单一的理赔环节当中。保险经营者会更多地将目光投向与保险产业链相关的上游、下游，打通产业闭环，不仅可以提高产业协同效应，而且能够提高对消费者的服务体验。为此，上海保交所未来技术发展路径上主要将围绕四个方面展开，即打造互联互通新格局，在行业内部实现交易资源的信息共享，外部则是打通行业上下游之间的产业链。构建一个围绕平台交易的共

131

赢生态，发挥独立的第三方平台的作用，由保交所牵头引领保险行业共同推动区块链技术研发和应用，在开源底层架构基础上，实现资源联动整合。重塑保险信用基础，发挥保交所作为国务院批准建立的全国性保险要素市场的天然权威性，与具有去中心化、开放性、共享性、匿名性、不可篡改性等特征的区块链相结合，能够共同夯实保险业信用基石，并推动建立全民信用体系。同时，支持行业科技进步，通过研究与人才培养服务，为行业科技进步提供智力支持[1]。

2. 继续推动产品创新，通过不断丰富市场交易产品类型做大做强自身的同时提升对"健康上海"的影响力和辐射力

随着上海保交所基础设施和相关制度建设的不断完善，产品创新成为未来发展的重要方向之一，为此，上海保交所可以考虑按照"先易后难、局部试点、渐进改革、统筹兼顾"的原则[2]，鼓励一些关乎国计民生、公众属性较强、保障服务实体经济、需要监管到位的产品逐步纳入标准、公开、透明的保险场内交易市场中。

一是"先易后难"，可以考虑从社会保险入手进行相关产品设计，具体如税收优惠或延递类健康保险产品、社会保险类产品如基本职工保险、居民基本医疗保险等产品入手开展相关产品的标准化。在对具体产品选择上需考虑对象人群的可接受程度，根据难易程度不同有序推进。

二是局部试点，可以考虑选择一部分区如针对职工基本医疗保险，可以考虑选择一些年轻人口相对较多的地区进行先期试点，及时发现问题并在

---

① 本段参考了刘琨：《直击保险交易领域信息不共享、不对称等痛点，上海保交所的这个创新走在全球前列》，《上观新闻》，2017 年 9 月 1 日。

② 闫建军（2015 年）对上述原则有所论述，我们在此基础上结合上海保交所运行情况有所吸收和变化。

可控范围内予以解决，并在此基础上形成可复制可推广的经验，逐步扩大试点范围。

三是渐进改革。保交所的市场化建设需要与上海医疗体制改革的步调一致，在"健康上海"建设的统一规划下有序推进，循序渐进地不断完善机制，并在此基础上实现保险市场的创新发展。

四是统筹兼顾。上海健康保险市场的建设要注意部门之间的协调、制度之间的兼容和各类主体之间的协调关系，因此，需要统筹兼顾，形成整体推进效应。

### 3. 进一步完善市场制度建设，为人民群众健康生活提供更强有力的保障

上海保交所围绕交易制度建设，基本实现了从产品公开挂牌、场内交易撮合、充分信息披露、消费者权益保护、账户登记托管和交易行为监测等六大功能，完善相关制度建设：

（1）产品将向多样化多层次发展，让更多惠民保险走进千家万户。市场的完善体现在产品类型的丰富，能够有大量保险产品公开挂牌，不仅能够增强消费者的选择，也能进一步形成集聚效应。因此，通过交易所平台建设进一步完善业务规则和产品挂牌标准，在严格筛选保险机构及保险产品，规范相关流程基础上进一步丰富市场产品，构建合理的多层次的保险产品"金字塔"，能够助力推动保险业的供给侧结构性改革，满足普惠大众的风险需求。未来，上海保交所可以考虑首先从城镇职工、居民和新农合等社会保险入手进行综合管理，并逐渐向其他保险产品逐渐拓展，形成多样化多层次的保险产品市场。此外，一些政策性医疗健康补助如"提前退休人员再保险计划""小企业健康险税收优惠计划"等的受理和发放工作可以考虑全部通

133

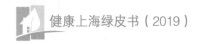

过交易所完成。

（2）完善信息披露制度，保证信息的真实有效。信息披露制度是保险交易过程中市场赖以存在和发展的基石，也是保险交易市场建设的核心内容之一，也是保护广大人民群众合法权益的有力武器。因此，保险交易所在未来发展中需要发挥集中性场内交易市场的信息汇聚功能，加强对公开透明信息披露和产品信息管理，构建基于不同保险计划的全生命周期信息数据库以及多维度、智能化的风险预警体系，构筑一线监管防线，实现监管维度的全面覆盖和深度穿透；同时通过自身的自律管理功能，强化对市场机构的自律约束，丰富监管手段。

（3）完善从交易到托管的交易流程，形成高效便捷的市场交易。一方面要继续推动交易过程的标准化，同时，继续完善"一户通账户"建设，通过标准规范建立基于电子化的交易流程，为参与人提供保单信息在线查询及验证等一站式服务，实现"以客户为中心"的交易管理，并实现挂牌、交易、登记、托管、结算等环节的一体化，实现数据流、业务流、资金流的融合统一和高效管理，提高产品交易的质量和效率。

（4）加强对市场行为的监控，有效保护消费者权益。一方面，市场将进一步加强对市场行为主体的监管，对场内保险产品交易的各个环节进行记录并留痕，监测信息向银保监会无保留开放，以供查阅、提取、分析、研究使用。同时，对个人选购保险产品进行指导，增强消费者的自主消费能力，并在交易纠纷中切实保障消费者合法权益，并在此基础上完善医保谈判机制，提升消费者的保险获得感。此外，应该进一步完善风险平衡和调剂机制建设，针对低风险个体发生的无法预期的高风险事件，需要建立一套再保险计划进行补偿。

# 上海市药品保障发展现状及
# 对策建议

林　兰*

　　药品作为一种特殊商品，其供给、流通和使用直接关系到民众的身体健康和生命安全。药品保障是深化医改的五大基本制度之一，也是"三医联动"的重要一环。近年来，随着国家加大药品保障的政策支持力度，出台一系列相关的纲领性规划、整体规划和细分领域规划，在丰富药品供应、减少流通环节、鼓励新药研发、保障用药安全、提高药品质量等方面作出详细规定（见表1），上海市药品保障在生产、流通、使用方面也加快了建设步伐。从《上海卫生健康状况报告》（2013—2018年）中药品保障内容变动可以看出，药品保障的工作重点由单纯的药物目录修订（调整基本药物），到支撑条件建设（药事管理设定、重点学科建设、药师培养），到全流程保障（疏通流通环节、建立补偿机制），到精准医疗建设（契合转化医学防治需要），逐层推进展开（见表2）。

135

---

*　作者系上海社会科学院科研人员。

## 表1　近年我国为药品保障制定的相关政策

| 类型 | 名　　称 | 涉及方面 |
|---|---|---|
| 纲领性 | 中共中央办公厅、国务院办公厅：《"健康中国2030"规划纲要》（2016） | 药品供应链 |
| | 国务院办公厅：《关于促进医药产业健康发展的指导意见》（2016） | 药品物流和营销模式 |
| | 国务院：《关于印发"十三五"深化医药卫生体制改革规划》（2016） | 深化药品流通体制改革 |
| 整体规划 | 六部委联合：《关于印发医药工业发展规划指南的通知》（2016） | 鼓励开展新药注册 |
| | 商务部：《全国药品流通行业发展规划（2016—2020年）》（2016） | 培育药品流通企业 |
| 研发创新 | 国务院办公厅：《关于药品上市许可持有人制度试点方案的通知》（2016） | 鼓励药品研发创新 |
| | 中共中央办公厅、国务院办公厅：《关于深化审评审批制度改革鼓励药品医疗器械创新的意见》（2017） | 药品医疗器械创新 |
| 生产质量 | 国务院办公厅：《关于开展仿制药质量和疗效一致性评价的意见》（2016） | 保证用药安全 |
| 规范流通 | 国医改办：《关于在公立医疗机构药品采购中推行"两票制"的实施意见（试行）的通知》（2016） | "两票制" |
| | 国务院办公厅：《关于进一步改革完善药品生产流通使用政策的若干意见》（2017） | 提高药品质量疗效 |
| | 国家食品药品监督管理总局：公开征求《国家食品药品监督管理总局关于调整进口药品注册管理有关事项的决定（征求意见稿）》意见的通知（2017） | 鼓励境外新药上市 |

资料来源：根据《医药供应链平台：上海国际医药交易中心建设构想》（2019）修改。

表 2　2013—2018 年上海药品保障工作重点一览

| 年份 | 工　作　重　点 |
|---|---|
| 2013 | **调整基本药物目录：**<br>调整上海市基本药物目录，从 688 种增加至 844 种（包括 520 个国家基本药物目录品种和 324 个上海市增补药物目录品种）；<br>对全市社区卫生服务中心进行新版基本药物临床应用的全覆盖培训 |
| 2014 | **推进临床药事和基本药物工作：**<br>专项整治临床应用的麻醉药品、精神药品、毒性药品；<br>继续加强抗菌药物临床应用的制度化、规范化管理；<br>推进临床药师培训和临床药学服务能力建设；<br>基本药物优先使用，将二、三级医院基本药物优先使用要求纳入相关考评体系 |
| 2015 | **完善基本药物保障：**<br>确定社区卫生服务中心、二级医疗机构、三级医疗机构基本药物配备使用金额占全部药品使用总金额比例：分别不低于 85%、45%、30%<br>建设药师培训基地，完善药师认证工作，开展临床药事服务收费试行；<br>建立医疗机构药品临床应用路径标准 |
| 2016 | **转化医学→转化药学转变：**<br>加强临床药事管理：建设临床药学重点专科，提升西医临床药师、中医临床药师和社区临床药师能力水平；<br>加强药物临床应用路径管理：抗菌药物的及麻精药品的临床应用；<br>开展医疗机构药物临床试验机构资格认定及复核初审工作（GCP） |
| 2017 | **破除"以药补医"：**<br>全面取消公立医院除中药饮片外的药品加成率；完善公立医院补偿机制。<br>推进药品和耗材流通领域改革；<br>落实药品"两票制"：继续执行药品集团采购试点；<br>整治药品回扣："1+7"配套文件 |
| 2018 | **建设"GPO 模式"试点：**<br>探索建立 DRGs 付费体系，组织开展 DRGs 国家试点申报工作；<br>医联体与分级诊疗下的药品供应、流通体系建设：明确基本药物配备使用比例，强化考核评价机制；建立健全各级医疗药事管理机构 |

资料来源：根据《上海卫生健康状况报告》（2013—2018）整理（http://wsjkw.sh.gov.cn/，2019-09-10）。

137

## 一、上海市药品保障基本情况

### 1. 形成完整的药品供应链

#### （1）生产领域

近年来，上海加大供给侧改革下医药产业结构的调整力度，聚焦优势重点领域，集中建设医药链供应端的浦东、闵行、奉贤、金山、嘉定、青浦、松江药品制造基地与浦东、徐汇、虹口研发外包园区，并以此带动医疗器械、精准医疗和智慧医疗服务等一大批相关大健康产业的发展（见表3、表4），形成一批临床价值大和药品质量高的品牌药。

同时，依托中国科学院上海药物所、复旦大学、上海交通大学等药物学研究领域领先的高校、科研院所及领军人才，在转化医学和精准医疗的新药研发上取得突出的成绩。上海药物所已成为国内药学研究的领跑者，在

**表 3　上海市生物医药制造基地药品重点生产领域**

| 基地名称 | 基地构成 | 药品重点产业领域 |
| --- | --- | --- |
| 浦东基地 | 张江核心园、上海国际医学园区、康桥工业园区 | 生物制药、药物新制剂 |
| 闵行基地 | 莘庄工业园区、闵行经济技术开发区、漕河泾开发区、浦江园区 | 生物制药、化学药制剂 |
| 奉贤基地 | 生物科技园区、星火开发园区 | 生物制药、现代中药、高端化学原料药及其制剂 |
| 金山基地 | 金山工业园区 | 化学原料药及中间体、药物制剂 |
| 嘉定基地 | 嘉定工业园区 | — |
| 青浦基地 | 青浦工业园区 | 现代中药、生物制药 |
| 松江基地 | 松江工业园区 | — |

资料来源：作者根据《上海卫生政策研究年度报告（2017）》及各园区网站内容归纳整理。

**表4　上海市生物医药研发外包服务业园区情况**

| 园区名称 | 依托基础 | 重点发展产业 | 规划目标 |
|---|---|---|---|
| 浦东基地 | 张江国家生物医药产业基地核心区；中国（上海）自由贸易试验区 | 以生物制药和化学制药研发服务外包为重点 | 国际领先、亚太一流的药品研发和外包服务集聚区 |
| 徐汇基地 | 徐汇枫林生命科学园等区域医疗资源优势 | 临床药品研究 | 符合国际新药开发和临床研究标准的示范区 |
| 虹口健康产业园 | 原上海医药工业研究院 | 基于精准医疗的新药研制 | "大健康"产业集聚区 |

资料来源：作者根据《上海卫生政策研究年度报告（2017）》及各园区网站内容归纳整理。

肿瘤、阿尔茨海默病靶向新药研发水平上处于国内领先、国际平行的地位，其 AL3810（靶向抗肿瘤药物）等多个创新型靶向药物有望走向国际。在免疫治疗领域，国内首家 CAR-T 开发企业科济生物医药（上海）的治疗性疫苗研发、肝癌细胞免疫治疗也处于全国领先地位，已经开展多项全球首例临床试验；在美国纳斯达克上市的唯一一家中国细胞治疗生物科技集团西比曼生物科技（上海）有限公司，其 CAR-T 核心技术已获得首个国家专利授权；药明康德、上海复星医药（集团）等旗舰型医药厂商与经销商也分别与免疫治疗领域的两大巨头 Juno Therapeutics，Kite Pharma 公司成立联合企业，走向尖端领域的强强联合。

功能型平台为上海药品保障提供了有力支撑。鉴于功能型平台资金投入大、建设周期长、所需人才专业性强的特性，与外省市相比，上海发展生物医药产业的最大优势就是平台。张江集聚的一批医药研发公共性服务机构，为全国约 1/3、上海约 3/5 新药的上市提供了支撑。举例来说，如果没有张江的冻干粉针剂 GMP（生产质量管理规范）生产线，本土研发的 GR007

（注射用重组人白介素—1受体拮抗剂，一种正常细胞的保护剂，能预防、减轻肿瘤化疗产生的毒副作用）不可能快速进入临床试验，并节省上亿元资金。

（2）流通领域

药品流通涉及药品研发商、制造商、批发商、零售商、医疗服务机构、药品购买者和使用者等多个环节，不仅依赖于物流，还受信息流和资金流的影响。只有流通的上下游环节紧密衔接、高效协作，才能提升供应链附加值，使药品价值最大化。2018年，上海药品流通行业实现销售总额1507.29亿元，同比下降6.62%。其中：商业调拨销售721.49亿元，同比下降15.13%。2018年，全市医药进出口贸易总额完成28.18亿美元，同比下降6.37%；实现利润总额39.89亿元，同比增长10.07%。国药控股和上药集团业务规模居全国第1位和第2位：国药控股当年整体销售达3445.26亿元，同比增长11.73%；上海医药整体销售达1466.47亿元，同比增长20.41%[1]。

国内的药品流通模式主要有批发企业物流、医药产业集团自营物流、第三方物流、医药电商物流4大类。随着人类疾病图谱的改变和上海人口老龄化进程的加快，伴之医改的不断深入尤其是"两票制"、药品零加成等与药品流通紧密相关政策的制定与实施，药品流通趋于扁平化，流通利润压缩的空间进一步扩大。

流通加价是药品价格居高不下最主要的原因，也是长期困扰医药卫生体制改革的关键问题。作为国家第二批综合医改试点省份之一，上海市瞄准药品流通改革最迫切、利益最复杂的采购环节进行了探索。主要从两个方面入

① 数据来源于2019年5月30日"上海市药品流通行业发展暨国际医药供应链平台建设推进会"市商务委发言纪要（现数据已公开）。

手进行药品流通领域改革：

一是完善药品流通供应体系，扩大"带量采购"试点。从政府层面，由上海市药事所实施集中招标采购，通过参照其他省市比价形成合理的药品价格。上海药品的"带量采购"始于2012年，至2018年底，已经开展三次药品的带量采购工作。2014年完成第一批，有3个品种、4个品规中标；2015年完成第二批，有6个品种、12个品规中标；2017年完成第三批，有19品种、26个品规中标。历次采购均实现药品价格的大幅下降，平均降幅达50%—65%之多。

二是借鉴国际药品集团采购通行做法，推进药品集中采购组织（Group Purchasing Organization）改革试点。药品集中采购组织是公立医疗机构联盟在药品集中招标基础上实施的药品"团购"行为，通过提高采购集中度再造供应链，挤压价格"水分"。自2016年2月起，华山、仁济、市一、岳阳、东方等5家三级医院和徐汇、普陀、杨浦、闵行、金山、崇明等6家区属公立医疗机构共同组建采购联盟，委托上海医健卫生事务服务中心作为第三方组织，开展药品集中采购组织相关事物性技术支持：主要包括订单合并、企业申报、专家评审、商务谈判、采购目录、医疗机构勾选、签署商业合同等。

此外，随着新型药物制剂和新的药物配送模型出现，加之以患者为中心的个性化药物治疗和3D打印技术等对药品流通条件提出更高的要求，上海市正抓紧构建智能药品供应链，以满足各流通环节专业化、智能化运转的需要。

141

（3）使用领域

上海作为我国经济发达地区，城市经济结构、人口结构与国外后工业化发展阶段城市相近，用药结构与水平也逐步与国际接轨。作为国家第一批医改的 17 个试点城市之一和第二批医改的 7 个试点省市之一，上海的药品使用呈现出较为明显的结构变化。

2015—2018 年，在优化调整上海市基本药物目录的基础上，通过强化药品遴选、采购、监管，以及多措并举精准用药，总体而言，上海市药品大类使用结构正向合理化方向演变：在心脑血管疾病、慢性肺阻、糖尿病、肿瘤等重大慢性非传染性疾病的用药上，抗肿瘤药物用量激增、糖尿病药物用量上升较快，其余持平；以头孢为代表的抗感染药物用量显著减少，血制品与麻醉药物的使用量也明显下降；生物科技药物用量出现较快增长（见表 5）。

表 5　2015—2018 年上海市药品大类用量变动情况

| 变动情况 | 药　品　类　别 |
| --- | --- |
| 用量减少 | 抗感染用药、血液和造血系统药物、免疫调节剂、骨骼与肌肉用药、麻醉药及其辅助药物、泌尿系统药物 |
| 用量持平 | 呼吸系统用药、心血管系统药物、皮肤用药、抗变态反应用药 |
| 用量上升 | 消化系统药物、神经系统药物、内分泌及调节代谢药物、杂类、生物科技药物、精神障碍用药、感官药物、生殖系统用药及性激素 |
| 用量激增 | 抗肿瘤药物 |

资料来源：根据调研记录整理。

此外，自 2015 年以来，上海分三批降低药品加成率，至 2017 年初所有公立医院的药品都实现零差率销售，降低了居民用药负担。根据卫生部门对 405 个病种的静态测算，降低加成后，门诊患者次均费用平均下降 5.11%，住院患者例均费用平均增长 2.53%。对于糖尿病、高血压、肺炎、胃炎等门诊常见病、慢性病患者，改革后门诊次均药费将下降7%；对于老年性白内障、心绞痛、脑梗死、类风湿等住院常见病、慢性病患者，改革后住院例均药费可能增长0.56%。这一变动将在客观上改变上海慢病社会和转化医学防治体系下病患的用药习惯和用药结构，通过上海市医疗机构自费药使用情况可见一斑（见表6）。

表6　2016年上海市医疗机构自费药使用比例情况（%）

| 注册类别 | 金额占比 | 西药 | | 中成药 | |
|---|---|---|---|---|---|
| | | 系统分类 | 金额占比 | 系统分类 | 金额占比 |
| 化学药品 | 75.57 | 抗肿瘤药及免疫调节药 | 34.61 | 内科用药 | 69.02 |
| 生物制品 | 13.28 | 神经系统药 | 19.27 | 妇科用药 | 16.88 |
| 中成药 | 11.15 | 消化道和代谢药 | 13.50 | 耳鼻喉科用药 | 4.13 |
| | | 心血管系统药 | 7.28 | 皮肤科用药 | 4.02 |
| | | 全身用抗感染药 | 4.98 | 肿瘤用药 | 1.79 |
| | | 血液和造血器官药 | 3.88 | 民族药 | 1.50 |
| | | 杂类药 | 3.44 | 骨伤科用药 | 1.24 |
| | | 感觉器官药 | 3.39 | 外科用药 | 0.93 |
| | | 泌尿生殖系统药和性激素 | 2.92 | 眼科用药 | 0.50 |
| | | 呼吸系统药 | 2.67 | | |
| | | 肌肉—骨骼系统药 | 2.23 | | |
| | | 皮肤病用药 | 1.78 | | |
| | | 除性激素和胰岛素外的全身激素制剂 | 0.03 | | |
| | | 抗寄生虫药、杀虫药和驱虫药 | 0.02 | | |

资料来源：根据《上海卫生政策研究年度报告（2017）》计算整理。

143

## 2. 临床药品开发超前布局

在转化医学和精准医疗的发展思路下，解决医药研究从实验室到临床的跨越，临床药品开发是必经途径之一。临床药品有别于上市药品，指仍处于实验阶段、没有正式投入医药市场的药。对于自主创新偏弱的中国制药来说，鼓励临床药品研发、实验、生产和上市，将在一定程度上改变我国医药行业长期以来以仿制药为主、原研药开发不足、产业竞争力弱的落后现状。

临床前研究及临床数据管理、新药注册申请等主要由研发外包企业（Contract Research Organization，CRO）完成。临床前研发外包企业主要从事化合物研究服务和临床前研究服务：包括新药发现、先导化合物和活性药物中间体的合成及工艺开发、安全性评价研究服务、药代动力学、药理毒理学、动物模型的构建等；细分领域的著名上市企业包括药明康德、康龙化成、睿智化学、新高峰、昭衍新药等。临床研发外包企业主要针对临床试验阶段的研究提供服务，涵盖临床 I-IV 期技术服务、临床数据管理和统计分析、新药注册申报等；细分领域的著名上市企业包括 IQVIA（昆泰）、Covance（科文斯）、泰格医药、博济医药、华威医药等。

从全国研发外包企业的发展水平来看，2018 年，上海拥有研发外包企业数 100 家，仅次于北京，大大领先于广东、浙江、天津等制药大省（见表 7）。

表 7 2018 年我国研发外包企业分布区域

| 省份 | 数量 | 代 表 企 业 |
|---|---|---|
| 北京 | 167 | 中美冠科、北医仁智、万全阳光、康龙化成、昭衍、协和建昊、博纳西亚 |
| 上海 | 100 | 药明康德、桑迪亚、昆泰、瀛科隆、美迪西、润东医药、精鼎医药、翰博瑞强 |
| 江苏 | 90 | 华威、益新集团、金斯瑞、南京从一、迈拓医药、艾德凯腾、南京长澳 |
| 广东 | 31 | 博济医药、广州驭时、中山法玛斯 |

（续表）

| 省份 | 数量 | 代　表　企　业 |
|---|---|---|
| 天津 | 19 | 方恩医药、天津卫凯、凯莱英 |
| 山东 | 15 | 迈百瑞、山东欣博 |
| 浙江 | 14 | 杭州泰格、赛澜生物 |
| 四川 | 14 | 成都希安诺、成都海杰亚 |
| 湖北 | 11 | 励合化学、普诺赛 |
| 陕西 | 10 | 西安明晨、西安赛美科 |

资料来源：作者根据 2018 年 4 月 19 日医药魔方 &GLG 格理集团"蓄势待发的中国 CRO 市场暨中国医药 CRO 产业图谱发布会（上海）"发布的图片、文字内容整理。

从上海研发的重点环节看，受制于技术发展水平，加之医药行业研发高知识、高资本密集度的门槛特性，上海研发外包企业的新药研发还主要集中在药物探索、药理研究和临床前阶段，进入临床环节的企业较少；药明康德等制药巨头实力雄厚，涵盖了由前期药物探索研究到临床研究，再到审批上市的全链条环节，做到了有效安全的药物尽量缩短临床研究周期，让患者尽快使用获益；无效或存在安全隐患的药物，通过临床试验尽快发现内在缺陷而停止研发（见表 8）。上海代表性研发外包企业具体研发领先领域详见表 9。

### 3. 药品短缺现象仍然存在

由于各种原因导致在一定区域、一定时间范围内药品供给不能满足临床需求的现象，可以称之为药品短缺。药品短缺问题是国际"共性问题"，并不具有中国特色，即使在医药产业高度发达的国家或地区也不例外。根据调研，上海药品短缺的原因，50% 左右集中在生产环节，40% 左右在流通环节，10% 左右在使用环节。具体原因排序为：利润原因、物流原因、生产原因、市场原因和贸易原因（见表 10）。

**表 8 上海代表性研发外包企业及其新药研发重点环节**

| 新药研发流程 | 药物探索 | | | 药学研究 | 临床前研究 | | 临床研究 | | 审批与上市 |
| --- | --- | --- | --- | --- | --- | --- | --- | --- | --- |
| 新药研发学科 | 选择疾病 | 基因功能相关靶点 | 筛选化合物候选药物 | 原料药药物制剂 | 药效及机制药代动力学 | 安全性评价毒代动力学 | I—III期临床 | 注册上市 | 上市后IV期临床 |
| 化学生物学 | 新药提取、合成 | | 衍生物合成 | 有效成分、分析确证 | 中试工艺稳定 | | 药品供应 | 工艺改进、规模合成 | 生产 |
| 药剂学药物分析 | | | | 剂型确定，质量及稳定性 | 生物利用度 | | 制剂工艺优化 | 留样、稳定性试验 | |
| 药效学 | | | | | 构效关系、药理机理 | | 药物效应 | 作用机制 | |
| 药动学 | | | | | | 吸收分布，代谢排泄 | 人体、药代动力 | 用药方案 | |
| 毒理学 | | | 急性毒性 | | 长期毒性 | 特殊毒性 | | 补充试验 | |
| 研发外包企业医药研发服务 — 药物来源 生物研究 | | 生物研究 | 药物筛选 | 原料药、制剂、研究服务 | 药代动力学研究服务 | 研究服务 | I—IV期临床试验技术服务 | 临床试验数据管理统计分析 | 注册、申报服务 |
| 研发外包企业医药研发服务 — 化学合成 | | 药物改性 | 委托小试 | 药理、药效、研究服务 | 安全性评价研究服务 | | | | |
| 上海代表性研发外包企业 | 美迪西、药明康德、尚华医药、康龙化成 | 美迪西、药明康德、尚华医药、康龙化成 | 美迪西、药明康德、尚华医药、康龙化成 | 药明康德、尚华医药、康龙化成 | 药明康德、尚华医药、康龙化成 | | | | 药明康德 |

资料来源：作者根据 2018 年 4 月 19 日医药魔方 &GLG 格理集团 "蓄势待发的中国研发外包企业市场暨中国医药研发外包企业产业图谱发布会（上海）" 发布的图片、文字内容整理。

表 9  上海代表性研发外包企业（CRO）企业研发领先领域

| 非临床（全国 262 家） | | | | 临床（全国 248 家） | | | 综合 |
|---|---|---|---|---|---|---|---|
| 化学合成 | 药理、毒理、药代 | 动物模型 | 医药筛选 | 数据管理 | SMO | 临床监察 | |
| 华大天源生物、立凯德生物、众泰医药、北卡医药、迈泰君奥生物、睿瓦科技、科凯生物 | 桑迪亚医药、益诺思生物 | 开放生物 | 诺原生物技术、华盈医药 | 法码康数据管理、深久医药生物技术 | 凯瑞斯生物、津石医药 | 杰诚医药、百试达医药 | 药明康德、新生源医药 |

资料来源：作者根据 2018 年 4 月 19 日医药魔方 &GLG 格理集团"蓄势待发的中国 CRO 市场暨中国医药 CRO 产业图谱发布会（上海）"发布的图片、文字内容整理。

表 10  上海市场短缺药的药品短缺原因分析

| 排序 | 原　因 | 原　因　解　析 |
|---|---|---|
| 1 | 利润原因：招标限价、二次议价、恶性竞价等 | 在招标限价方面，存在限价和控价下的"天花板效应"，政府干预（集中招标采购和限价采购等）导致药品价格偏离均衡价格，影响企业生产积极性；<br>在二次议价方面，压低实际采购价格，导致弃标率高，企业弃供用量大、疗效显著、品质优良的药品；<br>在恶性竞价方面，驱逐了一些价格低廉但疗效好的药品 |
| 2 | 物流原因：环节耽搁、时间延长等 | 药品库存时间过长；<br>因存储温度、湿度等外界条件而造成的药品变质；<br>偶发性运输迟滞造成的短暂性短缺 |
| 3 | 生产原因：原料短缺、新版GMP 改造等 | 特殊制药原料的季节性供应短缺；<br>血制品原料的不定期短缺；<br>农药、激素使用造成的原料合格下降；<br>紧缺药生产厂商缺乏 GMP 认证或 GMP 过期导致的禁产 |
| 4 | 市场原因：市场垄断 | 原料市场垄断：约 40% 的短缺药品存在原料垄断现象；<br>低价垄断：具有配送优势的大型医药公司制定买方垄断价格（低价）；<br>信息不对称造成的供销渠道垄断 |
| 5 | 贸易原因：海关进口限制、进口药品检验延误等 | 国际贸易政策变动造成的原料与制成药进口限制；<br>制剂类医药品通关流程与速度限制；<br>境外药品注册证原因 |

资料来源：根据调研记录整理。

注：此处所指短缺药品仅包括经国家食品药品监督管理总局批准上市的药品。

147

从实际情况看，廉价药的短缺较为严重。短缺名单中，甲硫咪唑片、谷维素片、硝酸甘油注射剂、鱼精蛋白、优甲乐、放线菌素 D、地高辛、疏嘌呤片等是常客。为此，2018 年 7 月，上海成立我国首个国家小品种药（短缺药）供应保障联合体，意在缓解部分临床必需药品供应紧张或短缺的现象。首批成员有 24 家企业，可保障供应 57 个小品种药品种，这 57 个短缺药品中包括苯巴比妥、硫酸鱼精蛋白、异烟肼等知名药品，涉及心血管、消化代谢、血液类、抗感染类等十余个领域。未来，在药联体内部，将通过供应链信息的沟通、配套能力的提升、申请专项基金、加强研发合作等多种工作机制，让短缺药的生产能落实信息共享、产业资源联动：在上游，保障小品种药原料和制剂持续供应；在下游，及时反馈影响药品稳定供应的经营活动信息和短缺风险信息。

## 二、改善上海市药品保障的对策建议

### 1．加大生产供给：深化药品供给侧结构改革，提高药品质量和疗效

随着 2018 年 9 月上海食药监局发布《关于深化"放管服"改革优化行政审批的实施意见》的通知，提出将药品 GMP 认证、药品 GSP 认证分别与药品生产许可和药品经营许可合并，上海从而成为国内取消 GMP 认证的首个行政区。2018 年 10 月 22 日，药品管理法修正草案初次提请审议，提出实行药品上市许可持有人制度，并增加了多项相关的条款，同时删除了药企的药品生产质量管理规范（GMP）认证、药品经营质量管理规范（GSP）认证，并将药物临床试验机构由许可管理改为备案管理，这意味着药品生产企业将面临更为严格的监管。

一是针对当前医药生产对药品生物等效性重视不够、同（通用）名药品质量和疗效参差不齐的情况，鼓励药企开展仿制药品质量和疗效一致性评价，积极推进药品上市许可持有人试点。从科研补贴、税收优惠、临床技术优先保障、优先纳入药品带量采购范围、医保支付支持等方面，鼓励支持药企开展仿制药研发与生产。对已经批准上市的仿制药，按与原研药品质量和疗效一致的原则进行评价，从准入环节提高药品质量。

二是改进药品生产质量管理和维护体系，强化药品生产的全生命周期质量管理与法律责任认定，确保药品生产过程数据真实、完整、准确和可追溯。随着国内药企生产 GMP 认证逐步走向全面取消，积极推进药品 GMP 证书与药品生产许可证"两证合一"，规范完善药物的监督检查体系。

三是建立基于源头供给的短缺药品监测与应对机制，提出建立完善短缺药品信息采集、报送、分析、会商制度，动态掌握重点企业生产情况；定制短缺药品供应具体保障方案，确保用量小但临床必需基本药物品种的定点、应急生产。

## 2. 优化流通程序：完善药品招采和监管，实现药物价值最大化

一是完善集中采购制度。进一步明确带量采购、国家谈判采购、直接挂网采购、定点生产药品采购、备案采购和应急采购等分类采购范围；鼓励跨区域采购和专科医院联合采购，允许联合带量、带预算采购。在规范操作流程、加大信息公开的基础上，逐步做好试点推广。

二是落实实施"两票制"。整治药品购销过程中多环节、多代理等问题，使药品价格回归合理范围；实现医疗机构医药货款网上集中统一支付和医药采购资金有效监管的"阳光采购"；开展药品流通环节的电子追溯系统、票据检验、集团化配送等配套建设工作。

三是丰富流通渠道，宽进严管。探索 GPO、医保、医联体、省际联合等多种采购模式；督促医疗机构按药品通用名开具处方，鼓励患者自主选择在医疗机构或零售药店购药；发挥智能网联和智慧医疗时代"互联网＋药品流通"的合作优势作用，推进线上线下规范化融合；在国家取消互联网药品交易审批要求的前提下，严格监管电商药品交易。

### 3. 促进合理使用：加强用药指导，鼓励精准节约

一是建立总药师制度，在二级及以上医院设立总药师，确保药品采供管理、临床科室用药、处方审核过程中的药学专业指导服务，杜绝滥用药品和大处方；加强重点监控药品和超常使用药品的预警通报和及时干预，落实专项处方点评，并将点评结构与绩效考核挂钩。

二是强化公众用药知识的宣传教育，纠正不合理的用药理念，鼓励节约型和精准型用药。鼓励优先采购使用低价药品，减少高价药品使用份额，最大限度降低患者用药费用。

# 用加强治理解决影响公众健康的突出环境问题

王 芬 *

## 一、序言

党的十八大以来，以习近平同志为核心的党中央在生态文明建设上开展了一系列根本性、长远性的工作，推动生态环境保护发生历史性、全局性的变化，绿色发展理念日益深入人心，美丽中国的新图卷徐徐展开。

上海坚决贯彻党中央、国务院关于生态文明建设和环境保护的重大决策部署，每年拿出 GDP 总量的 3% 投入环境保护，通过七轮环保三年行动计划的滚动实施，群众身边一批突出环境问题得到有效解决，生态环境质量持续改善，2013 年以来，$PM_{2.5}$ 浓度下降 41.9%；2018 年，全市 4.86 万条河道中劣五类比例已经降至 18%。但由于上海市的资源环境承载能力已经达到或超过上限，结合外部的经济社会走势，环境保护迎来了难得的历史机遇，同时也面临着严峻的挑战。

151

---

\* 作者系上海市环境科学研究院研究人员。

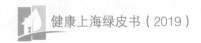

## 二、加强科学研究，关注生态环境保护问题

上海的环境污染正逐渐呈现出多领域、多类型、多层面问题相互叠加的复合型特征，未来面临着 7 项生态环境挑战。

（一）突出 $PM_{2.5}$ 和臭氧污染的协同控制。2005 年，世界卫生组织（WHO）在新修订的 AQG（大气质量基准）中提出了 4 项主要大气污染物：大气颗粒物（$PM_{2.5}$ 和 $PM_{10}$）、二氧化硫（$SO_2$）、二氧化氮（$NO_2$）以及臭氧（$O_3$）。随着大气污染治理工作的持续推进，上海大气主要污染物正从大气颗粒物逐渐转变为 $NO_2$ 和 $O_3$。2018 年，全市沪籍机动车保有量 413 万辆，平均每年新增轻型汽车约 30 万辆。长三角一体化发展和群众生活水平提高，交通需求仍将刚性增长，以机动车为主的流动源成为影响环境空气质量的重要来源之一。

（二）可能发生跨区域的水环境污染事件。上海境内的河道系统由河道水系与长江口水体两部分组成。目前东部沿海地区已经上升为全世界重化工密集区之一，重金属、持久性有机物、危险废物等长期积累的环境污染问题将逐渐显现，特别是长江沿岸工业园区及化工企业不合理布局，造成沿江型饮用水源地环境安全隐患将更加突出，对上海饮用水安全造成影响。

（三）部分固体废物处理压力未得到根本缓解。固体废物分为生活垃圾、工业固体废物和危险废物三大类。随着社会新业态不断涌现，快递包装废弃物、报废汽车、污染治理副产物（污泥、脱硫石膏）等固体废物新问题随之而来，三大类固体废物产生量整体也呈增加趋势，防治形势与管理工作严峻而艰巨。受处理能力制约，全市固体废物中生活垃圾、建筑垃圾、危险废物的处理压力未得到根本缓解。

（四）气候变化和资源开发导致湿地生态系统退化。未来气候变化、外来入侵物种、生物燃料生产等因素对长江流域生物多样性和入海口湿地生态系统的影响将进一步加剧，上游一些重大建设项目的生态影响也将陆续显现，导致长江径流性水量减少和水动力学变化，降低了水体自净能力，长江口生态监控区一直处于亚健康状态。另外，围海造田、修路筑坝、污染物排放等因素影响，近岸海域水质呈现富营养化，赤潮等灾害频发，海岸湿地生态系统退化较为严重。

（五）面临二氧化碳排放控制的国际压力。中国碳排放量目前全球最大。国家承诺，2020 年非化石能源占一次能源消费比重提升到 15% 左右（2014），2030 年左右二氧化碳排放达到峰值且将努力早日达峰（2014）。上海绿色低碳发展目标是 2025 年提前达峰，2035 年碳排放总量较 2025 年峰值下降 5%。减排压力大，碳交易势在必行。

（六）新型污染物的影响日益显著。新型污染物是指目前确已存在，但尚无相关法律法规予以规定或规定不完善，危害生活和生态环境的所有在生产建设或者其他活动中产生的污染物。其中持久性有毒污染物（Persistent Toxic Substances，PTS，包括 POPs、其他类难降解有机污染物、重金属）、微塑料等的研究引人瞩目。许多问题是世界性难题，给人体健康带来了新的挑战。

（七）可能突发环境公共健康问题。近 20 年的环境污染造成的公众健康影响已经进入显现期，并成为一个社会问题。许多由环境问题引发的健康损害底数不清，存在许多技术与政策的盲区。空气污染造成的慢性健康危害往往很难找到污染者责任主体。儿童血铅超标、石化企业化学品泄漏、放射源丢失等突发性环境事件，还会引发环境公共健康危机。

153

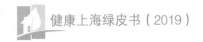

## 三、加强综合整治，构筑城市绿色生态圈

上海把"以健康为本"作为生态环境领域"以人为本"的重要体现，坚决打响污染防治攻坚战，并制定了大气、水、土壤等三个污染防治专项计划，出台11个专项行动，包括优"化"行动、减煤行动、治柴行动、绿通行动、减硝行动、消重行动、净水行动、清水行动、清废行动、增绿行动和绿农行动。本文从大气、水、土壤、生态、噪声以及持久性有毒污染物等环境要素入手，综述环境综合整治的阶段性成效。

### （一）坚持陆海统筹，提升碧水清洁水平

水是人体发生化学反应的介质，人类80%的疾病和50%的儿童死亡率都与饮水水质不良有关，国内外很多研究也证实了供水水体中的有机污染物具有遗传毒性。清洁安全的水环境是人民健康生活的根本条件，通过落实河长制、湖长制，采取净水行动和清水行动，聚焦本市饮用水水源地安全和水环境质量持续改善。

### 1．全过程保障饮用水安全

上海现有4个在用集中式饮用水水源：长江青草沙、东风西沙、陈行水库和黄浦江金泽，2017年全面实现一级水源保护区封闭式管理，2018年基本完成二级水源保护区内排污口的关闭、调整和工业企业的清拆整治。通过科学调整黄浦江上游水源保护区划，上海加强了对饮用水水源保护区内运输船舶等流动风险源和周边风险企业的监管，加强了水源水、出厂水、管网水、末梢水的全过程管理。环境监测数据表明，2018年4个在用集中式饮用水水源全部达到或优于三类标准。

## 2．全面实施劣 V 类水体治理

苏州河中心城区 42 公里岸线公共空间到 2020 年基本实现贯通开放是群众的期盼。通过水岸同治、干支流联治、整治措施全覆盖、长效管理全覆盖等措施，在苏州河 855 平方公里整治范围内，2018 年已完成支流整治 161 公里，打通断头河 51 条。环境监测数据表明，2018 年苏州河 7 个断面水质中，3 个为四类，3 个为五类，1 个为劣五类；与 2017 年相比，总体水质轻微改善，氨氮和总磷浓度分别下降 26.2% 和 13.5%。

上海以"苏州河四期整治工程"为牵引，在 2017 年启动城乡中小河道综合整治，通过雨污混接改造、河道周边工业整治、污水管网建设、泵站放江治理改造、污水厂提标改造等重点工程，1.88 万条劣五类河道已完成整治1.04 万条。环境监测数据表明，全市主要河流 259 个断面水质[①]2018 年达到三类及以上的占 27.2%，四类占 56.4%，五类占 9.3%，其余为劣五类。主要河流水质较 2017 年有所改善。

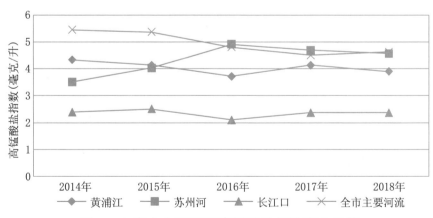

**图 1　上海市主要河流高锰酸盐指数变化趋势**

---

① 当年实际纳入监测统计的为 257 个断面。

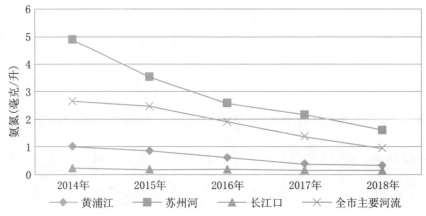

图 2    上海市主要河流氨氮浓度变化趋势

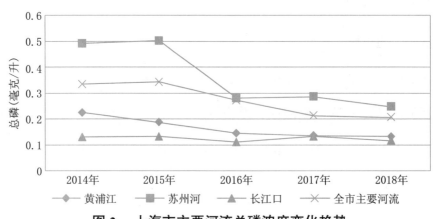

图 3    上海市主要河流总磷浓度变化趋势

### 3. 提升水环境基础设施水平

上海现有 45 座城市污水处理厂，其中中心城区石洞口、竹园、白龙港及郊区南翔、松东等 30 余座城镇污水处理厂实施了提标改造和新建、扩建工程，预计到 2020 年底可净增污水处理能力约 60 万立方米／日，补足水环境治理基础设施和处理能力短板。通过完善老镇区、城郊结合部等人口集中地区，以及"城中村"、"195"区域等薄弱区域的污水管网建设，2018 年上海基本实现了建成区污水全收集、全处理。通过建设污泥处理设施，确保污水处理厂污泥得到安全处置。预计到 2020 年，全市污泥处理处置形成以焚烧后综合利用为主、深度脱水后卫生填埋为辅的格局，污水厂污泥有效处理率达到90%。

### 4. 防控近岸海域水质污染

污水直排入海不仅会造成海洋污染，还会带来肠道病毒和细菌传播。上海通过陆海统筹，划定并实施海洋生态红线制度，以实施污染源防控为重点，强化入海排污口管控，持续削减全市陆源入海及海上污染负荷。环境监测数据表明，2018年，上海市近岸海域水质基本保持稳定。10个国控点中，一类海水比例为0%，与2017年持平；二类为10%，与2017年持平；三类为10%，较2017年下降10个百分点；四类为10%，较2017年上升10个百分点；劣四类为70%，与2017年持平。超标指标为无机氮、活性磷酸盐和化学需氧量。

### 5. 强化农业农村污染治理

在基本划定永久基本农田的基础上，上海初步完成80万亩粮食生产功能区、50万亩蔬菜生产保护区和14个经济作物优势区的划定工作。绿农行动聚焦农业主要产业和重点区域，以面源污染防治、资源集约利用、农业绿色发展为重点、打造现代绿色农业体系。计划到2020年，绿色产品生产总量达到地产农产品产量的20%。

一是实施化肥农药减量工程。推进种植业的结构调整，压缩麦子种植面积，优化水稻品种结构，实施轮作休耕养地，推进精准化施肥和病虫害绿色防控技术，减少用肥用药。2018年起，上海取消了麦子、无公害农产品的补贴，麦子种植面积比2015年减少64.5万亩，冬季休耕养地面积达到100多万亩。通过加强对绿色农产品认证的支持力度，地产农产品"三品"认证率超过75.2%，绿色食品认证率超过8.1%。化肥使用量持续下降，从2015

年的 9.92 万吨降到 2017 年的 8.9 万吨，农药使用量从 2015 年的 0.44 万吨降到 2017 年的 0.35 万吨，在长三角区域处于较低水平。2018 年全市推广商品有机肥 35 万吨、配方肥 200 万亩次、缓释肥 20 万亩次、蔬菜绿色防控 10.4 万亩。

二是实施畜禽粪污治理工程。2017 年，主要畜禽品种折合出栏标准猪为 208 万头，畜禽粪尿资源化利用率达到 90%，处于全国前列。2018 年，全市基本完成规划不保留畜禽养殖场退养，进一步优化了畜牧业布局。

三是实施水产污染治理工程。推广池塘循环流水养殖和池塘生态健康养殖新模式。全市水产养殖亩均用药量逐年减少，从 2013 年的平均 4.1 公斤减少到 2017 年的 2.5 公斤。2018 年，保留规模化水产养殖场 12 万亩，养殖尾水处理率超过 40%；全市水产绿色养殖面积覆盖率达到 27.8%。

四是完善农业废弃物回收利用体系。健全农作物秸秆综合利用体系和农药包装废弃物回收处置体系，基本形成以秸秆机械化还田为基础，秸秆制作有机肥、饲料、食用菌基质料和生物质燃料等多种离田利用途径并重的多元化利用格式。2018 年，畜禽养殖废弃物资源化利用率达 95% 以上，粮油秸秆综合利用率达 95%。

（二）坚持综合治理，提升蓝天清新水平

大气污染物来源可以分为两大部分，一是某些自然过程，如火山爆发、森林火灾、地面尘暴等；二是人类活动对大气造成的直接污染，如全国秋冬季的灰霾。国内外大量研究表明，$PM_{2.5}$ 对人体危害主要表现在易引发患呼吸道疾病，而 $PM_{10}$ 主要引起炎症和降低免疫力等；$NO_2$ 能影响肺泡内的巨噬细胞从而破坏肺泡，$SO_2$ 可增加室性心律失常的发生率，$O_3$ 可促进呼吸系统死亡。

2013 年以来，上海各重点领域大气污染治理进程不断加快推进，通过优"化"行动、减硝行动、减煤行动、治柴行动、绿通行动和消重行动有效遏制了大气环境质量的恶化，提前两年完成第七轮环保三年行动计划（2018—2020 年）两项空气环境质量改善目标（PM$_{2.5}$ 年均浓度 37 微克/立方米，AQI 优良率 80%），打赢蓝天保卫战可以期待。环境监测数据表明，2018 年，全市环境空气质量指数（AQI）优良天数为 296 天，较 2017 年增加 21 天；AQI 优良率为 81.1%，较 2017 年上升 5.8 个百分点。PM$_{2.5}$ 年均浓度 36 微克/立方米，超出国家环境空气质量二级标准 1 微克/立方米，较 2017 年下降 7.7%，总体呈下降趋势；PM$_{10}$ 年均浓度 51 微克/立方米，达到国家环境空气质量二级标准；SO$_2$ 年均浓度 10 微克/立方米，达到国家环境空气质量一级标准；NO$_2$ 年均浓度 42 微克/立方米，未达到国家环境空气质量二级标准；臭氧年均浓度为 160 微克/立方米，虽达到国家环境空气质量二级标准，但日最大 8 小时平均值的达标率较 2017 年有所上升。

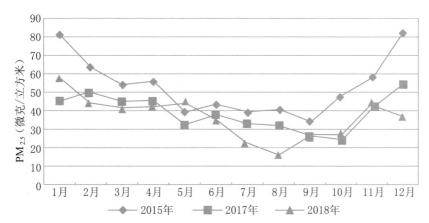

**图 4　2017—2018 年及基准年 2015 年各月 PM$_{2.5}$ 月均浓度比较**

### 1. 产业领域重点推进源头防控

一是深化重点地区产业结构调整，优化产业空间布局。2018 年已经基本完成吴泾工业区结构调整，启动了第二轮金山地区环境综合整治。计划到2022年力争完成高化地区结构调整。"十三五"以来，全市完成市级产业结构调整项目2612项，减少能耗90万吨标准煤，腾出土地4万亩。二是推进实施优"化"行动，推动化工企业搬迁入园，启动宝武集团、上海石化、华谊集团、上汽集团VOCs重点治理项目；推进溶剂产品的源头替代，计划到2020年汽车制造、包装印刷、家具、集装箱制造和建筑等重点行业推广低挥发性产品。三是全面开展减硝行动，启动全市中小燃油燃气锅炉低氮燃烧提标改造，计划到2020年完成5525台改造任务。

### 2. 能源领域继续坚持控治并举

减煤行动聚焦上海煤炭消费总量控制。2013—2015年，全市5153台分散燃煤锅炉实现清洁能源替代或关停，削减燃煤200万吨；2015—2018年，全市集中供热和热电联产燃煤设施全部关停，完善峰谷电价和可中断用户机制，发挥"能效电厂"节能减煤作用。同时加大本地新能源的开发利用，一是率先在全国开展深远海海上风电重大示范建设，推进陆上风电建设；二是利用建筑屋顶、产业园区实施分布式光伏发电，推动太阳能利用多元化；三是加快提升全市天然气储备能力，计划到2020年建成天然气供储销体系。

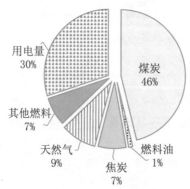

**图5　2017年上海工业能源消耗情况**

2017 年，全市煤炭消费总量约为 4418 万吨，占一次能源消费比重下降到 34.0%，非化石能源占比提升至 14.2%；计划到 2020 年煤炭消费总量比 2015 年下降 5% 以上，煤炭占一次能源消费比重下降到 33.0% 以下。2018 年，全市规模以上工业企业单位增加值能耗 0.579 吨标煤 / 万元，同比下降 4.9%。

### 3．交通领域完善绿色交通体系

绿通行动聚焦交通运输结构调整。一是加大轨交优先的公共交通建设力度。截至 2018 年底，全市轨道交通运营线路总长达到 705 公里，公交专用道达 410 公里。2018 年中心城群众选择公共交通出行方式的比重达到 50%，轨道交通客运量超过地面公交。计划到 2020 年，全市公共交通、非机动车等集约化交通出行比重不低于 80%。二是提升油品质量标准，2018 年 10 月 1 日起，提前供应国六车用汽柴油；2019 年 1 月 1 日起，实现车用柴油、普通柴油、部分船舶用油"三油并轨"；2019 年 7 月 1 日起，实施机动车国六排放标准。三是推进新能源、清洁能源汽车应用，完善充电设施布局建设。八年来，全市累计推广新能源汽车 22.1 万辆，建设充电桩 19.9 万个，节能和新能源公交车占公共汽（电）车总量的 54.6%。四是提高水运、铁路等低碳方式在对外货物运输中的比例，优化长江沿线、长三角和上海港间货运组织，计划到 2020 年集装箱水水中转比例达到 50% 以上。五是加快绿色港口建设，率先实施船舶排放控制区第二阶段工作，进入港区的在航船舶换用低硫油，内河码头、港作码头基本实现低压岸电全覆盖。

治柴行动聚焦全市柴油货车的污染治理。2018 年，4600 辆国三柴油公交车、1.09 万辆国三柴油集卡完成加装尾气净化装置；计划到 2020 年，柴油货车氮氧化物和颗粒物排放总量比 2017 年下降 15%。

161

### 4. 建设领域落实绿色发展转型

一是全市大力推广水性涂料，淘汰溶剂型建筑涂料和胶黏剂，计划到 2020 年底 VOCs 含量产品应用率达 80% 以上。二是继续推行绿色节能建筑和装配式建筑。2018 年，全市绿色建筑总量累计达 1.51 亿平方米；累计落实装配式建筑超过 6000 万平方米，处于全国领先水平；完成公共建筑节能改造 205 万平方米；能耗监测系统覆盖 7833 万平方米。三是出台《上海市扬尘在线监测数据执法应用规定（试行）》，加强扬尘污染精细化管理。环境监测数据表明，2018 年全市平均道路扬尘颗粒物浓度为 0.111 毫克 / 立方米，各区道路扬尘颗粒物平均浓度在 0.101 ～ 0.118 毫克 / 立方米之间。

### 5. 开展秋冬季攻坚行动

长三角地区空气质量整体改善的关键在秋冬季。环境监测数据表明，秋冬季 $PM_{2.5}$ 浓度是其他季节的 1.6 倍；2018 年 1 月，长三角地区出现大范围、长时间重污染天气，空气质量改善效果不稳固；2018 年上半年上海市 $PM_{2.5}$ 浓度出现反弹。频繁发生的重污染天气是群众最关心的突出环境问题，消重行动聚焦重点时段（秋冬季）和重点领域（高污染重点行业），以减少重污染天气为着力点，科学预警、分级管控，合理实施差别化错峰生产和错峰运输，确保到 2020 年基本消除重污染天气。

### （三）坚持标本兼治，提升土壤安全水平

土壤污染包括重金属、持久性有毒污染物（PTS）、农药和化肥施用等方面，主要通过污染农产品由食物链进入人体产生危害。因此，提升土壤环境质量是保障农产品安全的重要手段。2018 年，上海完成农用地详查，基本完成重点行业企业用地调查。调查显示，全市土壤环境质量总体可控，尤其是农产品质量和人居环境安全的底线没有丝毫动摇。

## 1. 开展市菜篮子基地环境质量调查

上海地区农用地仍占有较大面积，全国第二次土地调查数据显示，全市保有耕地 1897.59 平方公里，占土地总面积的 22.7%。然而，随着城市化进程日益推进，城郊农田不但被快速蚕食，其土壤环境污染问题也日趋严重。

上海市菜篮子基地环境质量调查工作，合计调查面积 28274 公顷，占全市蔬菜瓜果种植总面积的 50.5%，分析了各区县工业企业对农田土壤环境的污染影响及其污染趋势，确定了近 20 年上海市郊区蔬菜农田土壤中重金属污染物的累积情况。结果表明，镉、锌、汞是全市蔬菜农田土壤中主要的重金属累积污染物，其累积原因除了长期以来郊区工业"三废"排放和过去污水农田灌溉、污泥农用区的受污染土壤因城市开发建设发生迁移外，还与过去大量施用含镉杂质的过磷酸钙化肥和含锌较高的鸡粪与猪粪有机肥有关。

上海农用地土壤污染源呈现复合污染、相对浓度低、面积大等特征。农田土壤污染防治的基本原则应以保护优先，做好风险防控，但针对中、重度污染的农田土壤，因涉及粮食安全，并不能轻易改变农田土壤的性质，仍需实施修复。目前对农田土壤修复技术的储备或应用工程案例的积累非常有限，上海在此方面已经开展有益的探索。曾利用人工模拟和自然条件相结合的方式，研究集成适用于盐渍化土壤和重金属污染土壤的修复技术，制定了相应的适用技术指南。

## 2. 开展污染场地修复治理工作

土壤调查显示，上海土壤污染类型以多环芳烃等有机污染为主，这和一段时期内侧重石化、化工的产业结构有关。从具体区域来看，全市一些工业园区、重点行业企业周边区域以及部分使用年限较长的交通干线两侧，均存在不同程度的有机污染物累积。未来上海将每五年开展一次土壤环境质量状况调查。

163

从 2004 年开始，在充分借鉴发达国家经验的基础上，上海以世博会项目为依托，开展城市污染土壤修复技术研究探索工作。十多年来，全市构建了以固化/稳定化、高级氧化、生物堆、气相抽提以及土壤淋洗等为核心的土壤修复技术体系，形成具有自主知识产权的技术工艺、修复材料和设备。近年来，场地污染土壤修复工作逐渐进入平稳发展期。以桃浦和南大地区的污染场地修复工作为典型代表，全市土壤修复工作逐渐向风险控制与规划相结合、土水联动修复、技术集成化等方向发展。

### 3. 加快推进垃圾分类处理能力

按照源头减量、全程分类、末端提高无害化处置和资源化利用能力的原则，上海以生活垃圾、建筑垃圾为重点，规范提升全市各类垃圾收运、处置能力。

建筑垃圾方面，重构建筑垃圾收运体系，推进建筑工地垃圾"零排放"。2018 年建立健全了建筑垃圾分类申报信息化管理平台。中心城区每个区、郊区每个镇均落实一处中转分拣点，未经分拣的建筑垃圾不得转运和处置，分拣后的建筑垃圾、生活垃圾、大件垃圾和有毒有害物质分别进入不同消纳处置渠道，严禁混装混运。结合滩涂整治、林地建设等渠道，已建成浦东机场 3 号库区、南汇东滩 N1 库区、横沙东滩整治八期、奉贤柘林塘等建筑垃圾处置设施，处理能力达到 28500 吨/日。

生活垃圾方面，完善生活垃圾分类处置体系，增强干垃圾无害化处置能力。老港再生能源利用中心（二期）建成后，全市生活垃圾焚烧能力达到 1.8 万吨/日以上，可以满足原生垃圾零填埋需求。同时，补齐湿垃圾资源化利用能力建设短板，不断提升资源化利用水平。2017 年建成闵行（一期）和浦东（一期）湿垃圾处理厂，2018 年推动老港基地、宝山、普陀、闵行

（二期）、浦东（二期）、嘉定、青浦、松江、金山、奉贤、崇明等湿垃圾处理设施项目建设。通过建立激励与约束并重的推进制度，提升源头分类减量实效。上海已经全面推行居民区生活垃圾"定点定时"投放，建立垃圾收费与绿色账户积分对冲机制。2018 年，绿色账户新增覆盖 200 万户。

### 4．加强固体废物规范化管理

全市有 25 座危废处置厂（其中包括 1 座医疗废物处置场），工业危险废物采取焚烧和综合利用的方法处置，医疗废物采取焚烧的方式进行处置。清废行动聚焦各类固体废物全过程管理。一是全面排查整治各类垃圾的非法倾倒和历史堆点，已累计清理整治各类废物 21 万吨。二是加快危险废物环境无害化处置设施建设，老港固体废物处置中心已经开工建设。三是进一步规范危险废物收集处置市场行为，以园区为依托全市建立 7 个服务小微企业的危废集中收集平台。

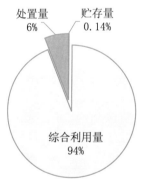

**图 6　2017 年上海市工业固废产生及处置利用情况**

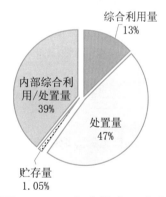

**图 7　2017 年上海市工业危险废物产生及处置利用情况**

### （四）实施红线调控，加快生态保护与修复

认真实践习近平总书记提出的"山水林田湖草生命共同体"的理念，统筹山水林田湖草系统保护修复，提升生态系统质量和稳定性。

165

## 1. 划定并严守生态保护红线

生态保护红线是指在生态空间范围内具有特殊重要生态功能、必须强制性严格保护的区域，是保障和维护国家生态安全的底线和生命线，是最重要的生态空间。2018年，《上海市生态保护红线》发布，基本完成红线勘界定标试点。上海市生态保护红线总面积2082.69平方公里，陆域面积89.11平方公里，长江河口及海域面积1993.58平方公里，包含生物多样性维护红线、水源涵养红线、特别保护海岛红线、重要滨海湿地红线、重要渔业资源红线和自然岸线等6种类型。

### 表1 上海市生态保护红线分类情况（平方公里）

| 类型 | 主要包括 | 面积 | 陆域面积 | 长江河口及海域面积 | 长度（公里） |
|---|---|---|---|---|---|
| 生物多样性维护红线 | 自然保护区、国家森林园、重要湿地、国家地质公园、极小物种栖息地及其附属滨岸带 | 1185.94 | 64.13 | 1121.81 | — |
| 水源涵养红线 | 饮用水水源保护区及其附属滨岸带 | 95.14 | 26.68 | 68.46 | — |
| 特别保护海岛红线 | 佘山岛领海基点 | 2.3 | 0 | 2.3 | — |
| 重要滨海湿地红线 | 南汇嘴湿地和顾园沙湿地 | 115.3 | 0 | 115.3 | — |
| 重要渔业资源红线 | 长江刀鲚水产种质资源保护区和长江口南槽口外捕捞区 | 684.61 | 0 | 684.61 | — |
| 自然岸线 | 大陆自然岸线和海岛自然岸线 | — | — | — | 142 |
| | 合计（扣除重选） | 2082.69 | 89.11 | 1993.58 | 142 |

## 2. 大力开展城市增绿行动

增绿行动聚焦生态系统服务功能提升。通过加快基本生态网络规划落地，系统推进绿地林地建设，持续提升生态资源服务功能，重点推进生态廊道、郊野公园和城市公园建设。2018年，上海的森林覆盖率已达16.8%，生态廊道已建成4.23万亩，位于不同区域发挥着不同功能。第一种类型是发挥阻隔邻避设施功能，如金山化学工业区、浦东老港、松江天马等垃圾处理厂周边；第二种功能类型是发挥隔离城市组团功能，如绕城、沪渝等高速公路沿线，京沪、沪杭等高铁沿线和吴淞江等河道沿线；第三种功能类型是发挥连接生态系统功能，如沪芦高速、陈海公路等道路沿线，黄浦江、环岛运河等河道沿线。

### 3. 加强重要生态系统保护修复

建立《上海市重要湿地建议名录（第一批）》，继续建设崇明东滩鸟类国家级自然保护区、长江口中华鲟自然保护区基地二期工程。计划到2020年，上海湿地面积不少于696万亩（46.46万公顷），其中，自然湿地面积不低于613万亩，湿地保护率提高到50%以上，重要江河湖泊水功能区水质达标率提高到78%以上，大陆自然岸线保有率不低于12%，海岛自然岸线保有率不低于20%，水鸟种类不低于100种。

### 4. 推进崇明世界级生态岛建设

坚持生态立岛原则，加强滩涂湿地保护，强化野生鸟类及其栖息地保护。引导乡村和农场特色发展，打造美丽乡村、生态殷实农场和生态农业公园。努力把崇明岛打造成长三角城市群和长江经济带生态环境大保护的重要标志。2018年，崇明区自然湿地保有率从"十二五"末的38.1%升至45.7%，地表水环境功能区达标率从"十二五"末的78%升至96.2%。

### （五）加强风险管理，保障人与环境稳定和谐

上海的生态环境质量与城市定位、国家标准和市民期盼仍有差距，噪声

污染是群众投诉比较集中的领域之一。通过组建生态环境综合执法队伍，进一步强化全市环境风险的排查与防控。

**1. 开展噪声污染的监测与治理**

环境监测数据表明，2018年，上海市区域环境噪声有所改善；道路交通噪声昼间时段和夜间时段均保持稳定。

（1）区域环境噪声

2018年，上海市区域环境噪声昼间时段的平均等效声级为54.6 dB（A），较2017年下降1.1 dB（A）；夜间时段的平均等效声级为48.3 dB（A），较2017年下降0.5 dB（A）。

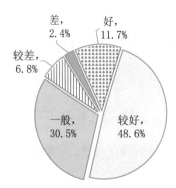

图8　2018年上海市昼间时段区域环境噪声等级分布

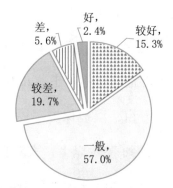

图9　2018年上海市夜间时段区域环境噪声等级分布

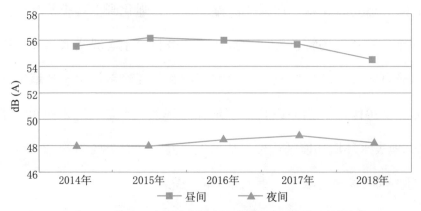

图10　2014—2018年上海市区域环境噪声变化趋势

近 5 年的监测数据表明，上海市区域环境噪声昼间时段平均在 55 ～ 56 dB（A）左右，夜间时段平均在 48 ～ 49 dB（A）左右，总体保持稳定。

（2）道路交通噪声

2018 年，上海市道路交通噪声昼间时段的平均等效声级为 69.3 dB（A），较 2017 年下降 0.5 dB（A）；夜间时段的平均等效声级为 64.9 dB（A），较 2017 年下降 0.1 dB（A）。昼间时段评价为好、较好和一般水平的路段占监测总路长的 85.1%，夜间时段评价为好、较好和一般水平的路段占监测总路长的 28.4%。

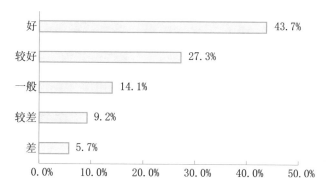

**图 11　2018 年上海市昼间时段道路交通噪声等级分布**

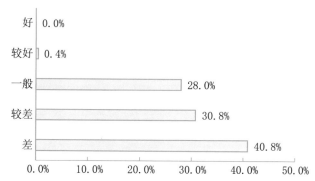

**图 12　2018 年上海市夜间时段道路交通噪声等级分布**

近 5 年的监测数据表明，上海市道路交通噪声昼间时段总体稳定在 69.0—70.0 dB（A）之间，夜间时段稳定在 65 dB（A）左右。

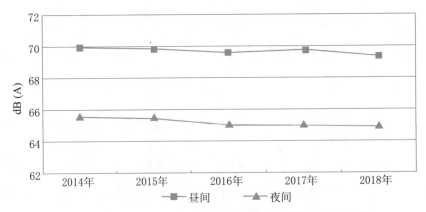

**图 13　2014—2018 年上海市道路交通噪声变化趋势**

### 2．开展新型污染物环境健康风险研究

持久性有毒污染物（PTS）是一类具有很强的生物与生态毒性，可远距离迁移，在环境中普遍存在但难以降解，并能随食物链在动物和人体内不断富集放大的物质，大多数还对人体和生物具有致癌、致突变性和内分泌干扰活性。因此，PTS 污染、臭氧层破坏、温室效应被认为是影响 21 世纪人类生存与健康的三大环境问题。

（1）重金属污染及其危害

重金属不能被生物降解，毒性效应很强，八大公害事件中就有两个事件是因为重金属污染造成的，一个是有机汞污染，另一个是镉污染。

（2）多环芳烃 PAHs 污染及其危害

PAHs 是指分子结构中含有两个或两个以上苯环的碳氢化合物，可分为芳香稠环型及芳香非稠环型两大类。鉴于 PAHs 的人体健康与生态环境危害性，美国环保局 1979 年公布 129 种优先监测污染物，其中 PAHs 就有 16 种，我国也将 7 种 PAHs 列入环境优先控制污染物黑名单。多环芳烃的疏水性很强，很容易在土壤颗粒上和有机物上吸附，因而土壤成为 PAHs 的主要归宿。

**表 2　典型重金属的人体健康危害**

| 序号 | 化学品名称 | 吸收途径 | 体内分布 | 危害效应 |
|---|---|---|---|---|
| 1 | 镉 | 主要以粉尘、烟或蒸气形态经呼吸道进入体内，经消化道可摄入少量 | 肝脏、肾脏、肺、胰、甲状腺、睾丸、毛发 | 引起高血压和心血管病；导致骨质疏松、软化和变形骨折；诱发食管癌、胃癌、肝癌和大肠癌 |
| 2 | 铬 | 主要经消化道和呼吸道进入体内 | 肺、气管、大小肠 | 诱发慢性结膜炎、咽炎和支气管炎；引起鼻中隔溃疡和穿孔（铬鼻病）；潜在致癌物 |
| 3 | 汞 | 主要经呼吸道进入体内 | 脑组织、肝脏 | 诱发红色斑疹、血疹等汞毒性皮炎；引起眼睛"汞晶状体炎"；导致智能发育迟缓、语言和听觉障碍 |
| 4 | 铅 | 主要以粉尘、烟或蒸气形态经呼吸道进入体内，经消化道可摄入少量 | 骨骼、肝脏、肌肉、皮肤、结缔组织、肺、肾、脑 | 引起肌无力和铅麻痹；轻者表现出一般消化道症状，重者出现腹绞痛；诱发低色素正常红细胞型贫血 |
| 5 | 砷 | 呼吸吸入、食物和饮水摄入 | 肝脏、肺、脑 | 引起肌肉萎缩、四肢疼痛、头发脱落等末梢神经炎症；血尿素氮明显增高，出现急性肾功能衰竭；诱发皮肤癌 |

**（3）持多久性有机污染物 POPs 污染及其危害**

POPs 是具有毒性、持久性，易于在生物体内聚集和进行长距离迁移和沉积、对源头附近或远处的环境和人体产生损害的有机化合物。在人类历史上由于 POPs 污染引发一系列环境灾难事件，如 1968 年在日本九州爱知县等 23 个府县发生因食用含多氯联苯的米糠油上千人中毒事件、1976 年 7 月意大利伊克摩萨化工公司爆炸泄漏而引起的二噁英污染事件等。2001 年 5 月 23 日《斯德哥尔摩公约》签署，《公约》是一份全球协议，目前对 28 种 POPs 进行控制。

171

表 3　28 种持久性有机污染物（POPs）清单

| 序号 | 化学品名称 | 分　类 |
|------|-----------|--------|
| 1 | 艾氏剂 | 附件 A（消除） |
| 2 | 氯丹 | 附件 A（消除） |
| 3 | 狄氏剂 | 附件 A（消除） |
| 4 | 异狄氏剂 | 附件 A（消除） |
| 5 | 七氯 | 附件 A（消除） |
| 6 | 六氯苯 | 附件 A（消除） |
| 7 | 灭蚁灵 | 附件 A（消除） |
| 8 | 毒杀芬 | 附件 A（消除） |
| 9 | 多氯联苯 | 附件 A（消除） |
| 10 | 滴滴涕 | 附件 B（限制） |
| 11 | 多氯代二苯并对二噁英 | 附录 C（减少，无意生产和排放的副产物） |
| 12 | 多氯代二苯呋喃 | 附录 C（减少，无意生产和排放的副产物） |
| 13 | α-六氯环己烷 | 附件 A（消除） |
| 14 | β-六氯环己烷 | 附件 A（消除） |
| 15 | 开蓬 | 附件 A（消除） |
| 16 | 六溴代二苯 | 附件 A（消除） |
| 17 | 商用五溴二苯醚 | 附件 A（消除） |
| 18 | 商用八溴二苯醚 | 附件 A（消除） |
| 19 | 林丹 | 附件 A（消除） |
| 20 | 五氯苯 | 附件 A 和 C（消除和减少） |
| 21 | 全氟辛基磺酸及其盐类 | 附件 B（限制） |
| 22 | 硫丹 | 附件 A（消除） |
| 23 | 六溴环十二烷 | 附件 A（消除） |
| 24 | 六氯丁二烯 | 附件 A 和 C（消除和减少） |
| 25 | 多氯萘 | 附件 A 和 C（消除和减少） |
| 26 | 五氯苯酚及其盐类和酯类 | 附件 A（消除） |
| 27 | 十溴二苯醚 | 附件 A（消除） |
| 28 | 短链氯化石蜡 | 附件 A（消除） |

## 四、结语

环境是人类生存的基础、健康的保障，随着科技的进步、生活环境的改变，这种关系将变得更为紧密。上海提出要建设卓越的全球城市，在生态环境保护上要当好全国的排头兵、先行者。因此必须对标国际最高标准、最好水平，在继续加大污染治理力度的同时，上海更加需要各领域（工业、农业、建设、交通、生活等）和各环节（生产、流通、消费等）在强化源头防控、推进结构调整上下更大力气。同时，更要抓住长三角一体化上升为国家战略的契机，加强跨区域、跨流域的深化协作，共建美丽长三角。

# 上海网络餐饮服务的风险现状及对策

王晨诚　李　伟　程　婕　范志仪　汤向荣　赵燕君　沈若青*

　　随着互联网的迅猛发展，网络餐饮服务在近 5 年内迅速成为一种新业态，越发受到老百姓的关注。中国烹饪协会统计数据显示，2016 年全国餐饮收入 3.58 万亿元，其中网络订餐市场规模达 3579 亿元，约占 10%[①]。这一快速发展的背后，关乎百姓食品安全的挑战也不断涌现。

　　本研究从舆情监测、投诉举报、网络监测等多个维度，运用问卷调查法、半结构化访谈法等方法，对上海市网络餐饮服务行业的风险现状进行梳理，了解存在的主要问题，并围绕网络餐饮服务关键环节进行风险解析，由此提出优化上海市网络餐饮服务食品安全保障机制的建议。

## 一、网络餐饮服务风险现状

　　本课题围绕网络餐饮服务，通过投诉举报、舆情监测、网络餐饮服务监测信息等三类不同性质的监管数据反映网络餐饮服务的风险性。其中，投诉举报数据来源于上海市食药监局投诉举报中心平台，舆情监测信息来源于上

---

* 作者系上海食品药品安全研究中心课题组研究人员。
① http://www.sohu.com/a/224661248_99978070，2018-12-15。

海市食药监局舆情监测部，网络餐饮服务监测信息来自上海市食药监局政务网站。主要运用概念组分析、流程图分析等方法。

（一）投诉举报

本课题共收集 2016 年、2017 年、2018 年上半年的网络餐饮服务相关投诉举报数据 8727 件[①]（见表 1）。2016 年网络餐饮服务投诉举报数占全年食品类投诉举报总数的 3.38%；2017 年占全年食品类投诉举报总数的 5.38%；2018 年上半年占食品类投诉举报总数的 8.68%。从动态分析表可知，2018 年上半年举报数已超过 2017 年全年的总数，增长 25.7%，而投诉数也已达到 2017 年全年投诉数的半数，与 2016 年相比增长 53.02%，由此可见投诉与举报的总体仍呈现上升态势。投诉类中数量排名前 5 的问题有异物、就餐不适、变质、卫生情况和质量差[②]（见图 1）；举报类中数量排名前 5 的问题有无证经营、卫生情况、超范围经营、地下加工和无健康证（图 2）。从投诉和举报分类上可知，相对消费者自身食用感受和餐品品质等主观方面来讲，在对于持证经营等法律方面的意识也在逐步增强，举报数比投诉数对网络餐饮服务行业的警示作用将更明显。

此外，网络餐饮服务投诉举报主要涉及三大第三方平台，即饿了么、美团点评和百度外卖。从整体投诉举报数据来看，反映出第三方平台在近几年的市场规模急速发展，同时随着市场格局的愈发明晰，消费者对于大平台的关注度会越来越集中，对产品品质及平台各方面的服务要求也随之增加。

---

① 数据来源：上海市食品药品投诉举报中心平台数据，截止时间 2018 年 9 月 11 日。
② 异物主要指含有一些杂质、虫子等物理性危害。就餐不适主要指就餐后腹痛、拉肚子等不适感。变质主要指食物发霉、有异味等情况。卫生情况主要指经营网络餐饮的实体店的卫生环境糟糕。质量差主要指网络订餐的餐品与在实体店购买的餐品质量不一致，或主观认为餐品存在质量不良的情况。

表1 2016—2018年投诉举报动态分析

| 年份/件数 | | 增 量 | | 增长（%） | |
|---|---|---|---|---|---|
| | | 逐期 | 累计 | 定基 | 环比 |
| 投诉 | 2016年 911 | — | — | — | — |
| | 2017年 2620 | 1709 | 1709 | 187.6 | 187.6 |
| | 2018年上半年 1394 | −1226 | 483 | 53.02 | −46.8 |
| 举报 | 2016年 767 | — | — | — | — |
| | 2017年 1345 | 578 | 578 | 75.36 | 75.4 |
| | 2018年上半年 1690 | 345 | 923 | 120.34 | 25.7 |

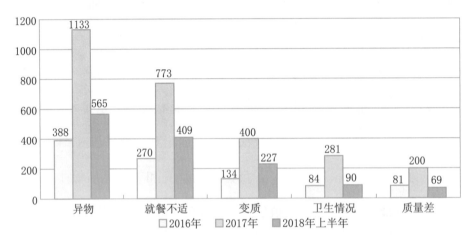

图1 2016—2018年网络餐饮服务相关投诉数前5问题（件）

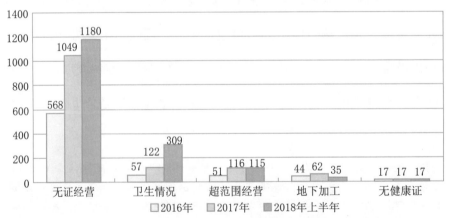

图2 2016—2018年网络餐饮服务相关举报数前5问题（件）

（二）舆情监测

本课题共收集 2016 年 9 月至 2018 年 5 月的网络餐饮服务相关舆情。舆情监测范围主要为主流媒体，包括东方网、中国经济网、《新闻晨报》、上视新闻报道、《劳动报》、澎湃新闻等网站、报纸，共计媒体发布数 2016 年 22 件（4 个月，5.5 件 / 月），2017 年 45 件（12 个月，3.75 件 / 月），2018 年 33 件（5 个月，6.6 件 / 月）。网络餐饮服务行业的舆论在近几年始终处于热点话题之列。

从内容来看，关键主体主要包括第三方平台、商家、配送环节、监管。舆情监测（不同媒体已做合并）问题集中在第三方平台与配送环节，其中可发现，舆论对第三方平台的审核能力、对餐饮店的入网要求及对外卖人员的培训都持消极态度，关于第三方平台采取正面措施的报道相对较少；而商家相关的无证无照经营、卫生情况差、线上线下品质价格不一致等也从一定程度暴露出线下餐饮实体店长期存在的棘手问题。相比传统餐饮店，网络餐饮服务相关舆情又涉及了配送环节，表现出问题类型多、涉及主体杂、跨领域性强等特点，如聚焦外卖人员资质问题、操作规范性问题；外卖配送工具的消毒问题、材料的环保性问题等，同时也涉及交通违规等非食品卫生安全方面的问题。

由此可见，舆论对网络餐饮服务行业更多采取发现问题的态度，可以说给这个迅猛发展的新业态加以"紧箍"，有利方面是用舆论力量及早发现问题、倒逼相关企业寻求解决方法，从而让此新业态更健康发展。

（三）网络餐饮服务监测

根据《网络餐饮服务食品安全监督管理办法》《上海市网络餐饮服务监督管理办法》有关规定，上海市食品药品监督管理局组织开展了网络餐饮服务监测，到目前为止 [①]，已定期公布 12 轮监测结果，主要涉及三大网络餐饮服务第三方平台：饿了么、美团点评和百度外卖，共计查到问题入网食品经营者 428 户次。根据定期公布的监测结果可知，较为集中的问题在于未取得食品经营许可证、现场无此店、超范围经营等，其分别占问题总数的 55.37%、24.77% 和 15.19%，未取得食品经营许可证、现场无此店的情况可能为网上公示的是套证、假证或现场没有此店、或已取缔、关门停业等。

从监测结果揭示出，本轮发现监测问题为前轮老问题的有 16 件，说明问题的根除具有极大的挑战性。同时，也从侧面反映，平台对餐饮经营者亟需加强入网标准，遏制一些不符合法律规定的餐饮店加入网络订餐行列，也亟需寻求新技术手段迫使被查问题餐饮店在一定时限内无法返回平台。

（四）网络餐饮服务消费者评价 [②]

1. 对网络餐饮服务存在问题的评价情况

经问卷调研结果可知，消费者遇到网络餐饮服务问题的比例是 31.28%，采取的主要解决方式为"网上点评"和"与店家沟通"，而拨打 12331 投诉举报电话的消费者极少。主要涉及问题分布排名前 3 者是：网络餐品的品质与实体店的不一致，占 54.55%；外卖箱、打包盒等卫生情况差，占 28.79%；餐品变质、异味、内含异物，占 25.76%。对问题解决结果的满意程度为一般（62.5%）。

2. 对网络餐饮服务满意度评价

（1）对网络餐饮服务的食品安全现状

本课题的调研问卷主要从 5 个维度 9 个方面考察消费者对食品安全现状

178

---

① 2018 年 9 月 29 日。

② 消费者评价情况通过问卷调研整理分析而得。共发放 259 份，回收 259 份，其中，排除由于非长期居住在上海，且未选择过网络订餐，因此有效样本数 211 份。

的满意程度评价。5个维度包括入网商家、外卖平台的合规性，送餐过程的规范性，送餐工具的卫生情况，食用过程的体验以及事后的维权。9个具体方面各项得分数的平均值为总的满意度得分。主要结论：不同年龄层消费者对于网络餐饮服务的食品安全的满意程度基本相同，即差异没有显著性（P>0.05），不同性别和不同职业亦是如此，即性别、年龄和职业不是影响监管效果满意度评价的因素。总体一致表现为对网络餐饮服务的安全现状持有偏中等的满意程度。

（2）对网络餐饮服务的监管现状

总体上看，对于认为网络餐饮服务进行监管的仅占24.62%（52人），大部分不清楚或认为没有对网络餐饮服务进行监管。在24.64%的范围内，对监管效果的满意度进行评分，主要从5个维度进行评分，包括对实体店和网络餐饮的监管，第三方平台的管理，消费者维权，外卖过程的规范性，外卖人员的资质培训。经方差分析结果可知，P>0.05，可认为在仅有的24.62%的消费者中，不同年龄层消费者对监管效果的满意程度基本一致，即差异没有显著性（P>0.05），不同性别和不同职业亦是如此，总体认为监管效果为一般水平，得分为3.26。其他消费者（17.54%+57.82%）认为应当在线下实体店的监管、网络餐饮监督抽检、网络餐饮第三方平台的管理等方面进行监管。尽管如此，消费者对网络餐饮服务行业发展的未来表示出乐观的态度（49.29%），平均分为3.89。

3．小结

（1）消费者对网络餐饮服务监管知晓度很低

根据调研问卷的题目设置，有57.82%的消费者不清楚监管部门是否对网络餐饮进行了监管，还有17.54%的消费者认为监管部门没有进行监管，仅有 24.64% 的消费者认为监管部门是对网络餐饮服务进行监管的。监管举措和效果有待进一步宣传和强化。

（2）消费者对目前网络订餐的安全性主观持较好的态度

从是否遇到过网络餐饮服务食品安全问题来看，有 31.28%（66 人）的消费者认为遇到过食品安全问题，给出的满意度评分平均值为 3.42；未遇到食品安全问题的消费者给出的满意度评分平均值为 3.87。经 t 检验显示，$t>1.96$，$P<0.05$，即对于是否遇到过网络餐饮服务问题的消费者，他们对于网络餐饮食品安全现状的满意度评分差异有显著性，由此来看，总体满意度 3.73，属于中等偏上水平。

（五）当前网络餐饮服务存在的主要问题

本课题组在相关文献的基础上，结合问卷调查和半结构化访谈的结果，综合得出以下几点主要问题：

1. 餐饮实体店监管力度仍需持续加强

网络餐饮服务所暴露的问题有相当一部分在于实体餐饮店的问题，而在调查访谈中得知，一线监管人员对于餐饮环节的抽检力度和针对性有待提高，由于餐饮环节涉及的餐品种类多，且多数餐品混合了不同类型的食物品种，一般采取问题导向的方式进行抽检，如开展罂粟壳专项抽检等。同时，由于餐饮店多、小、杂的特点，市场监管部门执法人员无法以传统监管方式全覆盖，监管精细化程度有待加强。

2. 第三方平台有效实施协助监管动力和能力不足

相关调查表明，有的平台业务推广人员甚至为无证餐饮单位入网提供便利，其根本原因是平台为追求市场份额设置不合理的考核指标，业务人员为完成业绩帮助无证餐饮单位入驻，突破了法律底线。一直以来，对第三方平台的责任争议较大，有研究认为第三方平台未履行职责，对入网餐饮店的准入标准形同虚设，主要诱因依旧在扩大其市场份额上；也有研究认为第三方平台作为一个以营利为目的的企业，实施协助监管的能力关键还在于监管部门的信息共享程度。因此，对于第三方平台如何有效行使社会监督之力，仍然处在进一步探索中。

### 3. 新增环节对网络餐饮服务行业产生不利影响

（1）打包环节存在卫生隐患

网络餐饮服务行业在网络交易环节外，新增了打包和配送环节。由于传统餐饮店与食品安全直接有关的行为集中在厨房，关键人员包括厨师、清洁人员等，都已要求考核获取相关的 A、B、C 类证，对于普通店员（收银员、服务员等）要求不高。而网络餐饮服务中，新增加了打包环节，这一环节的执行人员在法律层面未具体规定，在实际操作中往往由于经营者只注重订单数量和送餐速度，打包人员并不特殊要求，有时甚至由外卖人员进行打包。

（2）配送环节存在监管难度

据相关访谈了解到，网络订餐的外卖队伍不属于一般快递行业。2018年 5 月 1 日起施行的《快递暂行条例》（中华人民共和国国务院令第 697 号）中明确由各省、地区、直辖市的邮政管理机构负责快递行业的监管，对快递服务车辆的行驶时速、装载质量、标识管理等方面提出要求。但是，针对网络餐饮服务中涉及的配送过程，仅明确：法律法规对食品、药品等特定物品的运输有特殊规定的，寄件人、经营快递业务的企业应当遵守相关规定。这一笼统的说辞令如今队伍庞大的外卖军陷入困惑。《上海市食品安全条例》及网络餐饮相关管理办法中对餐饮配送服务作出相关规定，但在配送人员健康、配送箱包清洁、配送过程冷链控制、防止配送食品受污染等方面的具体制度执行上仍不到位，存在安全隐患。对于外卖配送行业并未明确其监管部门，在制度实施的衔接上还不通畅。

（3）新增环节增加社会影响面

配送环节和网上交易环节，在网络餐饮服务行业是直接接触消费者的关键链接点，受到公众的密切关注。在相关舆论报道和消费者评价中都折射出了对配送环节的社会关注程度较大，仅次于第三方平台。配送箱的定期清洁消毒、外卖打包餐盒的环保性都使消费者对网络餐饮服务行业的食品安全满意度降低。因此，不仅是配送环节，还有网上订餐的便捷性、平台提供的信息真实性，用户支付信息的安全性、虚拟平台的服务能力和事后处理纠纷的快捷到位等都对整个网络餐饮服务行业的服务能力提出了要求和挑战。

### 4. 信息共享程度较低

经访谈了解到，监管部门的商家许可处罚等监管信息尚未完全对接到第三方平台，致使第三方平台只能根据商家提供的资质证明进行形式审核，而无法确定其真实性。根据调查研究得知，目前在网络餐饮服务相关行业的监督管理，主要由第三方平台与食药监管部门、交通部门、通信部门等开展，但是并没有形成协同联动的机制，互相之间并没有进行业务上的交叉与合作。

### 5. 社会共治的机制尚未建立

从调查问卷可清晰看到，消费者对于监管部门在网络餐饮服务方面的监管措施并不知情，但是从投诉举报信息来看，反映网络餐饮服务问题的公众不在少数，说明消费者有热情参与到监督管理中来，但是由于投诉举报的相关信息掌握不全，致使无法进行进一步的调查取证，多数投诉举报信息就此终结，致使公众提供的线索无力参与到进一步的监督中。其次，由于以外卖订单的数量来考量业绩，外卖人员多数情况下不会"为难"商家，毕竟商家少了，就意味着订单数减少，这样一种利益捆绑的关系致使外卖人员的"吹哨人"制度无法轻易推广实施。

## 二、网络餐饮服务存在的主要风险解析

食品行业在互联网＋的时代展现出各类业态飞速发展的大好前景。随着人们对待食品安全的期望值增加，在新业态的消费过程中势必会增加对食品安全满意度的预期，但是消费者对于食品的风险认知远不及新业态发展迅速。因此本课题组在对网络餐饮服务行业进行主要风险解析过程中，不单纯考虑其中对人体食用安全性，更加入了发生该负面情况的概率性和消费者的感知度，对网络餐饮服务相关环节进行社会风险的描述，及其与传统餐饮相比所体现出的特点。

根据食品安全风险分级管理，餐饮服务食品安全风险点分为高、中等和低三类，其中高风险点 [1] 包含无餐饮服务许可证、超过许可范围、非操作人员进入食品处理区等。据此，网络餐饮服务相关环节中的商家资质、经营范围、原料购买及储存、食品加工及餐品烹饪、清洁卫生（工具＋环境）被认为是高风险点。

根据风险分类管理的原则，本课题组尝试将网络餐饮服务行业的新增餐品打包、配送等环节，结合网络餐饮服务行业消费者的感知度进行综合解析（见表2），由此得出网络餐饮服务行业的社会风险特点。

---

[1] 根据风险程度高、较高、一般，且可能导致的食品安全事故的严重程度，划分为三类，即高风险点、中风险点、低风险点。

表 2　网络餐饮服务食品安全风险程度解析表

| 内　容 | 风险审核点 | 食品安全风险 | 社会风险 | 权责主体 | 与传统餐饮异同 |
|---|---|---|---|---|---|
| 商家资质 | 证照是否具备 | 高风险 | 发生负面情况概率高，感知度低 | 入网餐饮经营者（实体店） | 同传统餐饮，但市场主体由于网络餐饮扩大化 |
| 经营范围 | 是否超范围经营 | 高风险 | 发生负面情况概率高，感知度低 | 入网餐饮经营者（实体店） | 同传统餐饮，但市场主体由于网络餐饮扩大化 |
| 原料购买及储存 | 记录相应的原料进货单和购买清单、记录相应的使用清单 | 高风险 | 发生负面情况概率高，感知度低 | 入网餐饮经营者（实体店） | 同传统餐饮 |
| 食品加工及餐品烹饪 | 根据餐饮清洁操作规范 | 高风险 | 发生负面情况概率高，感知度低 | 入网餐饮经营者（实体店） | 同传统餐饮 |
| 清洁卫生（工具＋环境） | 定期进行清洗消毒并保存相关记录 | 餐饮具未消毒-高风险；经营场所不整洁-低风险 | 发生负面情况概率高，感知度中 | 入网餐饮经营者（实体店） | 同传统餐饮 |
| 餐品打包 | 收到网络订单后餐品在预期时间内准备妥当，并进行包装 | 中等风险 | 发生负面情况概率高，感知度低 | 入网餐饮经营者（实体店） | 新增，隐蔽性较强 |
| 餐品配送 | 根据时间安排，及时送达目的地 | | 发生负面情况概率低，感知度高 | 外卖人员 | 新增，较受社会关注 |
| 配送卫生 | 使用符合清洁要求的配送工具进行配送，应当记录相应清洁记录 | 中等风险 | 发生负面情况概率低，感知度高 | 外卖服务公司 | 新增，较受社会关注 |
| 配送温度 | 对于一些特殊食品需要使用特殊温度控制的工具进行配送 | 高风险 | 发生负面情况概率低，感知度高 | 外卖服务公司 | 新增，较受社会关注 |
| 餐品交易 | 利用网络平台进行选购、支付等 | | 发生负面情况概率低，感知度高 | 第三方平台 | 新增，消费者体验感较强 |

（续表）

| 内　容 | 风险审核点 | 食品安全风险 | 社会风险 | 权责主体 | 与传统餐饮异同 |
|---|---|---|---|---|---|
| 餐品食用 | 注意是否有异物、变质或其他不愉快的问题产生 | | 发生负面情况概率高，感知度高 | 难以追溯根源 | 同传统餐饮，但是其过程增加了未知风险 |
| 问题处理 | 遇到问题及时进行投诉举报或与店家等沟通，及时处理，得到维权，应当开通网络维权通道并记录时间与处理结果、评价 | | 发生负面情况概率低，感知度高 | 第三方平台＋监管部门 | 同传统餐饮，但是问题的追溯有更多环节需查证，消费者维权难度增加 |

## （一）餐饮环节的原有风险加剧

从投诉举报和舆情监测、网络餐饮监测数据来看，入网商家的证照问题和超范围经营问题是传统餐饮店长期存在的问题，并通过"互联网＋餐饮"的新业态增加了影响面，越来越多的公众关注到这一问题，但是相对应的监管措施显得较为薄弱，无法完全杜绝无证无照、超范围经营的情况。原料的购买、储存、食品加工、烹饪与卫生操作都反映出传统餐饮店普遍存在的问题，本身就是消费者所无法接触到的部分，具有隐蔽性，在网络餐饮服务行业中依然存在且随着网络的快速传播特性，覆盖面更广，亟需通过新的监管手段予以规制。

## （二）消费者对网络餐饮服务业态的风险感知度提升

消费者很难掌握传统餐饮店的后厨、进货渠道等信息，网络餐饮服务行业更使这种信息不对称扩大，信息的真实性将面临消费者更大的质疑。除此而外，由于网络订餐的人群直接接触的是外卖配送人员，因此对配送相关环节的感知度很高，但是对于配送工用具是否进行清洁消毒、配送温度是否达

185

标等，消费者知之甚少，形成认知不对称，由此很容易将配送环节对食品安全的影响程度人为地夸大，这也会造成舆论会放大一些本是小概率发生的事件。

### （三）网络交易隐蔽性增加了网络餐饮服务行业风险不确定性

餐品的食用和问题处理，在传统餐饮店也有同样的环节，但是相比之下，网络餐饮服务行业中，都增加了其间的环节，从而增加了未知的风险。一旦食用发现食品卫生/安全问题，消费者的维权及对问题根本的追溯便会变得更为复杂。一方面消费者没有足够的证据证实危害源所处的环节。另外，关于消费者维权，在法律规制中也已提出第三方平台的连带责任，但是在实际处理中，消费者的满意度是事情处理的唯一标准，这就要求平台提高对消费群体的服务意识和自身解决问题的技术能力。

综上可知，网络餐饮服务是在传统餐饮业的基础上发展出的新业态，问题更显复杂化，表现出原有风险加剧、认知和信息不对称性扩大、风险不确定性增加、消费者感知度提高等特点。

## 三、优化网络餐饮服务食品安全保障机制的探索

### （一）利用技术手段加强餐饮实体店的食品卫生保障

作为网络餐饮服务，其本质未发生变化，依然需要具备实体店经营资格的入网餐饮提供者进行餐品的加工制作，因此对于实体店的餐饮卫生规范应当加强监管。餐饮行业本身具有数量众多、流动性大、类型杂等特点。互联网的结合更放大了餐饮行业这一特点，使得餐饮消费不再受地理空间的限制。对监管来说，依靠传统的入店检查等方式已然不再适用。"明厨亮灶"是对餐饮加工烹饪等操作行为的技术性监督手段，对于餐饮从业人员具有一

定的威慑作用，鼓励网上"明厨亮灶"的推广应用，是辅助监管中的一种技术手段。2019 年开展的"明厨亮灶"升级版更将在问题发现的准确性上提高监管效率。

（二）推动完善城市管理法规体系

网络餐饮服务行业在传统餐饮店的概念上，增加了实时送餐环节，已逐渐成为现代人快节奏生活的一种习惯或方式，而随着消费者对生活质量要求的提高，同时上海作为一座国际化大都市，更应对每一个细节进行精细化治理。数以万计的外卖配送队伍在用餐高峰早已成为城市街头的一道风景，在交通规则遵守方面、食品卫生维护方面都应当体现出符合国际化大都市的严谨、规范。

因此亟需对外卖配送环节完善法规制度，在实际运行中建立相关的机制来实施保障，明确配送过程的主管单位、监督部门，以及在餐品从加工到移交配送过程中的流程规范、配送工用具的定期清洁消毒等。同时，外卖配送已成为一个服务型行业，建立起一支规范运营的队伍，提高人员培训的要求，实施定期培训、考核奖励的机制，这样才能提高外卖队伍的专业水平，增强职业操守，提升服务水平，同时也促使消费者更愿意为优质、便捷的服务买单，使行业发展更为稳固长远，打出"上海服务"的品牌。

（三）加强信息开放程度，促使第三方平台实施协助监管

第三方平台，作为一个信息中介服务机构，对食品安全没有直接却有间接责任，有诸多学者从不同视角进行了解读，宋振华研究认为法律上赋予了第三方交易平台民事与行政义务。[1] 平台对入网商家的资质审核等信息服务，

---

[1] 宋振华：《网络食品交易第三方平台提供者义务与政府责任关联性之思辨》，《第三届全国食品药品安全与监管博士后论坛（2018）论文集》，2018 年 12 月。

是筛查"达标"商家的第一层防线，对食品安全的保障有积极防卫作用，是法律赋予的民事义务，作为以获利为目的的市场主体，必然在这方面具有较强的自我约束能力；但是对入网餐饮经营者行为进行抽查、监测、信息更新等则是法律赋予的行政义务，需要政府部门进行监督保障。因此，作为政府，应当更为开放地公开相关的信用信息，如违法处罚信息、许可备案信息等，给予平台技术上的支持，使得与第三方平台间的信息对接畅通，促使平台在客观上存在履行其法定义务的可能性。

### （四）利用平台大数据优势，充分发挥社会共治力量

随着市场份额基本被美团、饿了么两大平台占据，网络餐饮行业的市场格局分外明朗。作为网络餐饮服务平台的领头者更应当重视食品安全规范的落实，思考如何充分利用平台大数据提升行业服务能力，发挥社会共治力量，起到示范引领行业的作用。比如，注重网络餐饮服务用户数据的积累与分析，构建围绕用户的网络订餐消费、网络餐饮投诉举报、维权保障等的智能分析模块，针对不同人群、不同消费爱好，打造智能化、人性化、个性化的服务模式，提升消费者网上订餐消费的感受度。再有，如何更好地聚集社会各方的力量，可以考虑通过第三方平台的大数据优势，在入网审核时依照入网商家的经营范围进行划分，同时结合消费者的投诉举报、消费评价等信息，让消费者参与社会监督中，对入网餐饮店进行分类分级，以此辅助监管部门开展针对性的线下餐饮店分级监督管理与网络餐品的监督抽检工作，促进网络餐饮行业健康有序发展。

### （五）建立网络餐饮服务行业协会，推进行业可持续发展

网络餐饮行业在 10 年内迅速发展，开创性地成为继"做饭""堂食"这两大传统就餐方式之后的第三种新型消费习惯。在社会可持续化发展的进程

中，不可避免要考虑网络餐饮服务衍生品的环保问题。积极探索推动网络餐饮服务衍生品向绿色环保化发展是大势所趋，未来必定随着生活质量的提高有更高的要求。那么，对于外卖工用具的环保安全性、使用后的餐盒的可回收分类处理等问题是网络餐饮服务行业面临的挑战，非餐饮商家或网络餐饮服务第三方平台能够解决，建议建立网络餐饮服务行业协会，有效联合相关企业单位开展建言献策，合力提出并解决行业内棘手问题。

# 纽约食品指标报告对上海食品安全治理的启示

杨依晗　李　伟*

　　《上海市城市总体规划（2017—2035年）》明确，上海将建设成为卓越的全球城市、具有世界影响力的社会主义现代化国际大都市。现今世界公认的国际大都市为纽约、伦敦、巴黎、东京、香港五大城市。在地理位置、城市功能和定位等方面，纽约和上海具有很多相似的特点。纽约是美国人口最多的城市，世界三大金融中心之一，同时也是多族裔聚居的多元化城市。同时，纽约也是美国进口食品的主要输入地区。在食品安全治理方面，纽约也具有悠久的历史和治理经验。

　　2011年7月，为解决城市的食品风险、改善城市食品采购和食品服务、增加对健康食品的认知和获得，促进建立更加可持续合理的食品供应系统，纽约市议会通过地方立法（*Local Law 52 of 2011*），要求每年对各种市政机构有关食品的情况进行汇总编撰《食品指标报告》（*Food Metrics Report*），并向社会发布。这份报告公开了纽约在食品安全的年度数据概况以及发展趋势。通过对纽约近年《食品指标报告》的内容进行分析，可以获知近年来美

---

* 作者系上海市食品药品安全研究中心研究人员。

国消费者关心的食品问题，了解纽约在食品安全监管方面的着力点和监管策略，以期探索特大型城市食品安全监管方面的共性规律，并对提升上海市民的食品安全满意度、优化上海市食品安全治理理念有所启示。

## 一、美国食品安全监管体系概况

美国是联邦制国家，各州拥有广泛的自治权，食品安全最初是地方事务。联邦与地方按照事权的地域特征进行分权，现已形成以美国食品药品管理局（FDA）为主的现代化分级管理、分工合作监管模式。在纽约市，主要由纽约市健康与心理卫生局（Department of Health and Mental Hygiene，DOHMH）负责食品安全等健康事务。

### （一）国家食品安全监管体系

总统食品安全委员会是美国食品安全监管体系中的最高机构，主要负责制订联邦食品安全行动战略计划，协调管理下属的 8 个部门及 16 个机构。在委员会的统一协调下，美国现有覆盖全国的食品安全立体监管网络。横向机构有 3 个：美国食品药品管理局（Food and Drug Administration，FDA）、农业部食品安全检验局（Food Safety and Inspection Service，FSIS）和美国环境保护署（Environmental Protection Agency，EPA）。食品安全检验局负责肉、禽、加工蛋制品和鲶鱼的安全监管；食品药品管理局负责上述食品以外食品的安全监管；美国环境保护署负责农药、水土环节的食品安全控制。从工作职责界面来看，美国食品药品管理局占据了 80%，食品安全检验局不到 20%。

从纵向体制看，美国建立了联邦、州和地方政府的管理体制，这些网络既相互独立也协调合作。联邦政府保持高度的权威性和独立性，不依赖各州

191

政府。不仅建立了全国性的检验中心、实验室，同时派驻了大量的调查员，保证联邦政府的食品安全管制工作免受地方干扰。联邦、州和地方政府三级监管机构都聘用流行病学专家、微生物学家和食品科研专家，从原料采集、生产、流通、销售和售后等各环节进行全方位监管。

### （二）纽约市食品安全监管体系

在纽约市级层面，由纽约市健康与心理卫生局（DOHMH）承担包括餐饮服务单位、市场上的食品、膳食补充剂、化妆品等的监管。纽约市健康与心理卫生局是世界上最大的公共卫生机构，有200多年历史，6000余名员工，在公共卫生领域处于领先水平。在食品安全领域，纽约市健康与心理卫生局的责任有食品生产企业和餐饮企业的许可、日常监管，以及食品安全培训和科普宣传等。

与食品相关的政府部门，还有美国教育部学校食品办公室负责学校食品采供，城市环境保护部与流域农业委员会负责农业对环境的污染问题，城市经济发展部门提供行业发展和安全保障的部分经费支持。

## 二、纽约《食品指标报告》内容

纽约《食品指标报告》的主要内容分为4个部分，分别是：解决食品保障问题、提升城市食品采购和服务、提升健康食品的获得和认知、支持可持续且合理的食品供应系统，报告附有详细的表格和数据，其中有19个核心指标。

### （一）解决食品保障问题

食物缺乏保障（food insecurity）是指因为经济原因造成营养不足或不均衡，无法获得足够的营养满足所有家庭成员健康饮食的情况。在纽约，2016

年至少约有 120 万人（占全体居民的 14.4%）处于食物缺乏保障的状态，较 2014 年有所缓解。

为了缓解这一情况，纽约市通过与社区和非营利性组织合作开展一系列项目，努力构建人人都有足够营养食物的城市。比如：食品应急援助项目和针对老年人的补充营养援助项目。主要有三个项目，见表1。

**表 1　解决食品保障问题的项目介绍**

| 项目名称 | 支持部门 | 简　介 |
|---|---|---|
| 食品援助应急项目（the Emergency Food Assistance Program，EFAP） | 人力资源部（HRA） | 将食物分配到 495 个救济厨房和食品储藏室，在 2016 年发放了 1220 万磅的食物。 |
| 纽约市食品援助合作组织（New York City Food Assistance Collaborative） | 赫尔姆斯利慈善信托基金和红石战略集团的支持 | 提高应急食品供应商及其合作的食品分销商的供应和协调能力。2016 年获得 490 万美元用于食品援助应急项目（EFAP）。 |
| 补充营养援助计划（The Supplemental Nutrition Assistance Program，SNAP） | 人力资源部（HRA），老年人部（DFTA），纽约食品银行 | 补充营养援助计划（SNAP）的受众主要是纽约市 65 岁以上老年人和低收入人群，为占总居民人口 20% 的 170 万纽约市居民提供服务。 |

（二）提升城市食品采购和服务能力

纽约市通过食品采购和食品服务项目的规模效应，为数百万纽约人提供符合高营养标准的食品，并优先采购本地食品。纽约市每年提供约 2.45 亿份餐食和点心，其中为学校提供了 1.71 亿份，其他服务单位包括收容所、儿童保健中心、学校项目、惩教机构、公立医院和保健机构等。提供形式有直接提供或通过非营利性合作伙伴提供。同时采取积极措施提升食品采购和服务能力。

193

### 1. 建立公共机构餐食和食品标准

纽约市建立《餐食和点心采购标准》（The Agency Standards for Meals/Snacks Purchased and Served），为 11 家公共机构设定餐食和点心的营养要求。该标准于 2008 年 9 月首次发布，每三年修订一次。2018 年，纽约市公共机构标准的执行率达到 93%。

### 2. 确保学校食品采购符合标准并消除饥饿

学校食品服务项目是纽约食品采购和服务的主要组成部分，由美国教育部的学校食品办公室负责实施，每年采购约 2 亿美元的食品，每天为学生提供约 85 万份食物。学校食品服务项目的内容主要包括：一是优先采购当地的新鲜食品。学校现已开始提供原材料全部产自当地的牛肉汉堡。二是采购符合可持续性和健康标准的食品。比如：从 2016—2017 学年开始，学校提供的鸡肉产品均不含抗生素；2015 年推出"教室早餐"，截至 2018 年，已有 412 所学校供应"教室早餐"，1121 所学校开设 1503 个沙拉吧。三是确保纽约儿童免受饥饿，2019 财年在 1300 个地点为 18 岁以下的儿童供应超过 730 万份食物。四是升级学生的用餐环境。2018 年对 26 所学校的餐厅进行升级，包括装修翻新、家具更新和供应链升级。此外，纽约市开发"学校食品"（Schoolfood）手机软件，此软件提供 9 种语言服务，使全社会可以在任何时间查看学校菜单，也可以找到免费食品供应点。

### （三）提升健康食品的获得和认知

据科学研究，水果和蔬菜的摄入量增加，将降低患高血压、心脏病和中风的风险。像许多美国的其他城市一样，纽约市面临着超市不足的危机。2008 年 4 月，调查发现纽约市的超市短缺现象普遍，导致纽约居民无法以实惠的价格获得新鲜蔬果等健康食品。2015 年纽约城市规划提出，在未来

20 年里，纽约市民每日水果和蔬菜平均摄入量要提高 25%。2017 年，纽约水果和蔬菜平均消费量为每日 2.5 份，比 2014 年每日 2.3 份有所提升。

然而，不同社区对健康食品的获得渠道存在显著差异。供应点与居住、工作和娱乐地点的距离，以及健康食品的价格是否合理，都影响着健康食品的可及性。纽约增加售卖健康食品的零售商店数量，增强水果蔬菜的购买力，并提供家庭均衡膳食教育项目和有关资源。

### 1. 政府资助的营养教育项目

农产品集市的食材采购者、儿童、普通社区居民和老年人被认为较少考虑营养问题，也较缺乏营养知识，因此，营养教育项目主要针对这 4 个群体，反映出关心弱势群体和深入社区的特点。其中，针对儿童群体的教育项目经费投入最大，2018 年约为 128.9 万美元。项目为低收入家庭的儿童护理人员、父母提供培训和工作场所，为 3—4 岁的儿童提供良好的营养以及身体活动，帮助幼儿养成健康的饮食习惯，每周提供优惠价的新鲜果蔬给这些家长和社区成员，提供现场营养教育和烹饪示范等。2008 年以来，已与 659个儿童护理中心合作，建立了 550 个工作站，覆盖近 1 万名儿童、家长和护理人员。

### 2. 食品零售体系

《报告》指出，提供平价食品是社区公平和健康的体现。纽约市许多低收入地区缺乏品种齐全的食品零售店。《报告》认为，是否可以购买到或者是否能负担起健康食品受许多因素影响。对此纽约市以社区人均超市面积作为评价指标之一。如果店面超过 5000 平方英尺（约 464 平方米），这家商店很可能有一整排新鲜农产品。城市规划部（the Department of City Planning，DCP）认为人均超市面积达到 3 平方英尺／人（约 0.28 平方米／人）是最佳

195

比例，意味着食品零售店能在合理的步行距离内为社区服务。

由于高昂的采购和运营成本，超市运营商和开发商没有动力开发新店或升级现有店铺。为构建供应健康食品的食品零售体系，纽约设立"食品零售健康支持项目"（Food Retail Expansion to Support Health，FRESH），通过"健康店铺"（Shop Healthy NYC）、"绿色手推车"（Green Carts）、农贸市场宣传等途径，拓展健康食品的获取渠道（见表2）。食品零售健康支持项目为符合条件的食品零售店运营商和开发人员提供区域规划和经济激励措施，促进健康食品的供应，截至2018年已批准36个食品零售健康支持项目，共有16个项目已经完成实施。

表2 食品零售健康支持项目子项目举例

| 项目名称 | 相关部门 | 主要目标 | 发展情况 |
| --- | --- | --- | --- |
| 纽约健康店铺 | 纽约健康与心理卫生局（DOHMH） | 直接影响健康食品的供应和需求，增加健康食品的库存和促销。 | 截至2016年8月，已有817家商店参加健康店铺项目，约400家商店同意增加健康食品供应。 |
| 绿色手推车 | Laurie M.Tisch Illumination基金赞助 | 是一种移动的自动售货车，在水果和蔬菜摄入量较低的低收入社区出售新鲜水果和蔬菜。 | 截至2016年6月，有320辆绿色车，其中110辆配备EBT（电子福利转账）机器。 |
| 农贸市场 | 纽约健康与心理卫生局（DOHMH） | 解决健康食品供应不平衡问题上发挥了重要作用，为社区提供了额外的健康食品获得渠道。 | 在2016年，纽约市农贸市场的数量已经从2007年的79个增加到2016年的142个，超过125个农贸市场接受使用EBT。 |

### 3. 引导健康的福利政策——健康券

196

健康券（Health Buck）是补充营养援助计划（the Supplemental Nutrition Assistance Program，SNAP）的一部分。在农贸市场上，消费者每使用5美

元补充营养援助计划食品券就能获得 2 美元的健康券。健康券是一种额外的福利，可在 141 个农贸市场购买新鲜的、本地种植的农产品，提升低收入纽约居民对健康食品的购买力，并促进形成健康食品的消费习惯。2017 年，纽约市 111 个农贸市场、460 个社区组织等共分发 51 万张健康券，用于购买 103 万美元的蔬菜水果。

### 4. 控制含糖饮料的消费

纽约健康与心理卫生局目标减少含糖饮料的供应，要求校园和儿童护理中心不供应含糖饮料。在减少含糖饮料的供应下，高中校园含糖饮料的消费量持续降低，每天至少饮用一份含糖饮料的人群占比从 2013 年的 42% 降至 2017 年的 35%。纽约健康与心理卫生局目标实现 2020 年成人每天饮用含糖饮料的比例降低至 19%。2007—2013 年，这一比例持续降低，此后一直维持在 23%。

### （四）支持可持续且合理的食品供应系统

在 2015 年版的纽约城市规划中，提出建立一个强大而合理的城市食品供应系统，即更多的食物来自本地区的种植者、生产企业，以减少长途运输食物带来的温室气体排放，使本地的食品系统更能适应气候变化和其他潜在的灾难，同时减少食物浪费，并在当地创造更多就业机会。基于这一目标，纽约从城市外的农业和环境、食品配送、食品行业以及城市内农业等方面建立可持续且合理的食品供应系统。

### 1. 关注流域农业的环境问题

在城市外围，纽约市已形成国际食品供应系统的典型模式——与当地农民合作建立健康、保护生态的食品供应系统，为纽约提供健康的本地产食物和干净的水。由城市环境保护部与流域农业委员会合作的"流域农业项目"

197

包括 7500 多项最佳管理规范，以减少农业污染、保护水质。自 1992 年以来，该项目已经与 440 多个农场合作，在卡茨基尔 / 德拉瓦和克罗顿流域建立了完整的农场计划。2018 年，农民获得 249.4 万美元的政府资助，用于资助 79 个农场实施最佳管理规范，涉及 2.5 万平方英尺（约为 2322 平方米）的流域农田。

### 2. 保障食品配送安全

2016 年，纽约市经济发展公司（the New York City Economic Development Corporation，NYCEDC）和环境相关部门对食物供应研究发现，纽约市的食品配送较为集中，其中狩猎点食品配送中心（Hunts Point Food Distribution Center，HPFDC）是纽约市最大的食物配送中心，每天有 2773 车次的卡车发送量。每年狩猎点食品配送中心发送 45 亿磅食品，其中大约 50%（23 亿磅）是运送至纽约市内，占到纽约市食物的 12%；纽约市消费的 25% 的农产品、35% 的肉类、40%—50% 的鱼类由狩猎点食品配送中心配送。该研究认为，停电是食品供应的主要威胁。为此，2017 年纽约市对狩猎点食品配送中心投资 4500 万美元实施能源试点项目，以确保易腐烂食物的配送质量。

### 3. 扶持食品行业发展

一是促进食品工业发展。食品工业是城市经济的重要组成部分，在经济增长和创造就业机会方面作用不可忽视。纽约市有 1100 多家食品生产企业，有 1.6 万多名纽约市居民在该行业工作。纽约市经济发展公司（the New York City Economic Development Corporation，NYCEDC）在食品领域已有三个创业孵化机构。从 2015 年开始，数百家食品企业从纽约市经济发展公司或纽约工业发展署（the New York City Industrial Development Agency，

NYCIDA）等机构获得总计 1500 万美元的资金资助。纽约市经济发展公司还提供可租赁的商业空间，用于初创阶段的食品企业共享商业厨房设备、交流信息。二是鼓励食品经营领域创业。食品商业通道项目（Food Business Pathways Program，FBP）是一个免费的商业培训项目，帮助居民通过 10 周的密集培训获得经营食品的技能。项目自 2015 年启动以来，271 名居民完成项目培训，建立了 172 个注册企业。三是资助食品行业职业培训。小型企业服务部门（the Department of Small Business Services，SBS）为农业和食品相关的小企业主提供培训津贴，帮助企业获得专业培训，同时又提高了从业人员的素质。培训津贴覆盖了企业培训成本的 60% 至 70%。

## 4. 促进在社区和学校建立菜园

在城市中，多个街区和校园建立城市菜园，建有多个支持社区和校园园艺绿化的项目，为食品生产、营养教育和技能培训提供机会。如：管理、教育和支持社区菜园和城市农业的绿拇指（Green Thumb）是美国最大的社区园艺项目。2018 年，纽约市有 530 个社区菜园注册为"绿拇指"项目。美国能源部学校食品办公室的"菜园到餐厅"（Garden to Café）项目，促使学校菜园里种植的食物成为学校餐食食材。纽约市房屋局的农场项目（Farms at NYCHA）至 2018 年已在城市周围建立 6 个农场，扩大健康的食品供应。

此外，纽约市倡导减少食品浪费。2030 年，纽约计划实现垃圾填埋场零废物的目标，成为全球固体废物管理的领导者。

## 三、纽约《食品指标报告》的特点

199

从 2010 年开始，原上海市食药监局每年发布《上海市食品安全状况报告》（简称上海食品安全白皮书），向社会发布一年来上海市食品安全的情况，包括食品生产经营监督管理、集体性食物中毒、食品安全制度建设与违法行为查处、风险监测评估与交流、市民对食品安全现状评价等。比较我国相关的食品安全政府工作报告，纽约《食品指标报告》有如下特点：

（一）食品安全的内涵广泛

纽约的食品安全将食品数量保障纳入《报告》范围，并关注健康、可持续和公平公正。健康方面，要求公共机构食品的营养全面，一方面通过教育提升健康食品的需求，另一方面通过与食品零售商的合作保障新鲜蔬菜水果的供应。可持续方面，关注食物的源头、培养农民群体、促进食品本地化消费、关注食品流通的重要环节、减少食物浪费、通过发展食品行业促进就业。公平公正方面，解决健康食品供应不平衡不充分的问题，关注低收入人群、老年人等弱势群体，保障贫穷家庭能获得充足、营养的食品。

（二）指标易于理解

纽约报告中采用公众易于理解和接受的指标表述，如：采用缺餐量（magnitude of missing meals）来表述纽约市各区市民之间食品供应保障的差异（Meal Gap）；用"每五位儿童中约有 1 位儿童生活在食品保障不足的家庭中"的表述，来形象说明纽约市食品供应保障不足的现状；用"人均超市面积"来判断食品零售店是否能在合理的步行距离内为社区服务；用"水果蔬菜消费量为每餐 2.3 份"直观反映了健康食品的摄入水平。

（三）数据丰富，兼顾不同群体

纽约白皮书的主报告较短，占报告的三分之一。翔实的数据作为附录，约占 60%，且重要数据向前追溯 5 年。这种形式一方面便于公众阅读，另一方面也利于专业人士进一步获取数据了解相关细节。

## 四、纽约食品指标报告对上海的启示

食品安全问题与民生密切相关，近年来是全国两会关注的重点，也是国际间城市易于被比较、讨论的基础议题。为此，上海的食品安全治理工作如何贯彻以人民为中心，以满足市民对安全、健康食品的需求，有如下启示：

### （一）关注食品安全内涵，提升城市文明程度

城市文明和生活素质水平处于较高的标准，是国际大都市的应有之义。目前还没有形成评估食品安全状况的统一标准。英国《经济学人》智库（EIU）曾创建《全球食品安全指数报告》（Global Food Security Index，GFSI），通过可负担性、可获得性和质量安全三个具有全球普遍意义的指标评估食品安全（food security）状况。纽约的食品安全概念与此近似。我国的食品安全（food safety）是指食品无毒、无害符合应当有的营养要求，对人体健康不造成任何急性、亚急性或者慢性危害。因此，我国一般采用官方指标评价食品安全状况，如食品风险监测总体合格率（%）、年食品抽检数（件/千人）、集体性食物中毒发生率（例/10万人口）等。相较之下，纽约食品安全是对整个社会食品安全的关注，体现了一座城市对所有居民的关爱情怀。因此，启发我们研究适当的体现市民获得感和感受度的指标，例如突出学校、养老院等公共机构的食品采购和安全情况，体现对城市的每一个居民的关爱；将本地产蔬菜绿色节能、保护生态环境的作用进行考量，体现城市对生态环境保护的重视。

### （二）发展第三方服务机构，拓展食品安全社会共治

全球国际化程度高的城市，服务业在其国民生产总值中所占的比重都在70%以上。服务业作为第三方机构，是参与食品安全社会共治的一个重要主体。纽约《食品指标报告》，反映了纽约食品安全已形成共治格局，涉及

多个政府部门和第三方机构。一方面是体现在不同主体建立的合作项目上。很多食品安全项目是由市长办公室以及卫生、人力资源、住房等政府部门与诸多第三方机构共同合作的结果，项目的受众又相互交叉、覆盖。另一方面体现在不同项目系统数据的交换。比如，补充营养援助计划通过与老年人免税租赁项目的数据交换，主动联系了更多需要援助的老年人，使得惠及的老年人逐年升高。

纽约《食品指标报告》将所有与食品相关服务项目均纳入报告的思路也值得借鉴。因此，可以将上海市食品安全各类项目尤其是服务项目比如餐厨废弃油脂的收运项目、食品从业人员培训服务项目等纳入上海食品安全白皮书，将报告的视野拓宽至上海食品安全方面所有相关项目，鼓励包括食品相关企业、第三方服务机构参与食品安全共治的积极性。

### （三）加大扶持力度，促进食品行业发展

国际大都市的魅力，不仅是较强的经济实力、优越的地理位置所产生的吸引力，还要成为创业与宜居之城。为此，在认可和重视食品企业对社会经济、就业的贡献的前提下，纽约市通过资金和技术培训等多种途径扶持食品企业的发展。一种途径是直接提供资金资助，由纽约工业发展署提供资金支持食品生产企业的发展。一种是提供技术培训支持，如免费的商业培训项目，帮助居民在食品领域创业，从事食品经营。还有一种是资金和技术相结合的方式，比如：由政府为小企业的从业人员提供培训津贴和培训服务，减轻小企业的负担，并有利于提升食品安全水平，促进食品行业的健康发展。纽约政府扶持食品企业发展和规范经营的做法值得上海借鉴。建议对食品安全发展基金的设立加以研究，对不同类型的食品企业提供针对性的扶持策略，促进食品行业的整体提升。

# 上海生物医药产业发展的年度分析

王玉梅　孙　洁　潘秋晨 *

## 一、2018 年政策环境发生的变化分析

2018 年是"十三五"承上启下的关键一年。政策发布之密集、力度之大、落地速度之快远超过往。虽然政策的制定滞后于产业发展模式的迭代，但以政策为切口的资源与利益再分配影响深远。

（一）国家层面

1. 国务院大部制机构改革，组建医保局、卫健委、药监局

2018 年 3 月，国务院机构改革方案公布。组建国家医疗保障局。将人力资源和社会保障部的城镇职工和城镇居民基本医疗保险、生育保险职责，国家卫生和计划生育委员会的新型农村合作医疗职责，国家发展和改革委员会的药品和医疗服务价格管理职责，民政部的医疗救助职责整合，组建国家医疗保障局，作为国务院直属机构。组建国家卫生健康委员会，组建国家市场监督管理总局，单独组建国家药品监督管理局，由国家市场监督管理总局管理。

203

---

* 作者系上海社会科学院科研人员及博士研究生。

## 2．仿制药一致性评价

2018 年 4 月，国务院发布《关于改革完善仿制药供应保障及使用政策的意见》，明确提出要促进仿制药替代使用。将与原研药质量和疗效一致的仿制药纳入与原研药可相互替代药品目录。

12 月 28 日，国家药品监督管理局发布《关于仿制药质量和疗效一致性评价有关事项的公告》指出，《国家基本药物目录（2018 年版）》已于 11 月 1 日起施行，新版目录建立了动态调整机制，对通过仿制药质量和疗效一致性评价的品种优先纳入目录，未通过一致性评价的品种将逐步被调出目录。取消原先针对 289 种原基药目录中的部分品种要求在 2018 年年底完成仿制药质量和疗效一致性评价的规定。

在国家号召下，各省市也在积极推进仿制药支持政策。据不完全统计，已经有江苏、四川、广西、甘肃、内蒙古、宁夏、陕西、山西、湖北、辽宁、浙江、上海、天津等 15 个省市发文支持仿制药研究及完善相关政策。

仿制药一致性评价的高标准、严要求旨在减少仿制药大量重复申报的现象，淘汰落后产能，规范仿制药行业市场，是供给侧结构性改革在仿制药领域的体现。仿制药的严把关口、高淘汰率，将倒逼制药企业转向创新药物，推动高质量仿制药的生产和创新药的研发。

## 3．新版国家基本药物目录

2018 年 11 月 1 日起实施新版《国家基本药物目录》。新版目录中基本药物增加了 165 种，从原来的 520 种增加到 685 种。新增品种包括肿瘤用药 12 种、临床急需儿童用药 22 种等。调整后的新版目录覆盖面更广，品种数量不仅能够满足常见病、慢性病、应急抢救等临床需求，而且为不同疾病患者提供多种用药选择，更好满足群众需要。

此次目录调整在覆盖临床主要病种的基础上，重点聚焦癌症、儿科、慢性病等病种。调入药品中，有包括6种靶向治疗药品在内的抗肿瘤用药12种，有临床急需儿童药品22种，还包括全球首个也是国内唯一一款全口服、泛基因型、单一片剂的丙肝治疗新药。

### 4. 创新药物优先审评审批

优先审评审批能够有效缩短药品申请时间，缩短审批流程，节约研发成本，更有利于具有研发实力的创新企业、临床急需药品的研发企业等。

**表1　2018年药品审评审批主要相关政策**

| 时　间 | 单　位 | 名　称 |
|---|---|---|
| 2018-01-18 | 国家食品药品监督管理总局（CFDA） | 药品审评审批信息公开管理办法（征求意见稿） |
| 2018-11-20 | 国家药品监督管理局（NMPA） | 关于贯彻落实国务院"证照分离"改革要求做好药品监管相关审批工作的通知 |

截至2018年10月17日，拟纳入优先审评程序药品注册申请的公示已有33批，共计588个受理号，397个通用名（按不同公司计）。2018年11月7日，药审中心（CDE）发布通知称，为进一步提高审核优先审评申请的效率，药审中心对申请人提出的优先审评申请采取即到即审方式组织专家进行审核，确定优先审评的品种，对拟纳入优先审评的品种在网站向社会公示征求意见。截至2018年12月20日，拟纳入优先审评程序药品注册申请被公示的共计有604个受理号、409个通用名。

### 5. 17种抗癌药纳入国家医保

2018年10月10日，国家医疗保障局印发《关于将17种药品纳入国家基本医疗保险、工伤保险和生育保险药品目录乙类范围的通知》。纳入药品目录的 17 个药品中包括 12 个实体肿瘤药和 5 个血液肿瘤药，均为临床必需、疗效确切、参保人员需求迫切的肿瘤治疗药品，涉及非小细胞肺癌、肾癌、结直肠癌、黑色素瘤、淋巴瘤等多个癌种。

大部分进口药品谈判后的支付标准低于周边国家或地区市场价格，17 个谈判药品与平均零售价相比，平均降幅达 56.7%，大部分进口药品谈判后的支付标准低于周边国家或地区市场价格，平均低 36%。

### 6. 4+7 城市药品集中采购文件

2018 年 11 月 14 日，中央全面深化改革委员会审议通过《国家组织药品集中采购试点方案》，明确了国家组织、联盟采购、平台操作的总体思路。11 个试点地区委派代表组成的联合采购办公室在 11 月 15 日发布了 4+7 城市药品集中采购文件。根据采购文件，北京、天津、上海、重庆和沈阳、大连、厦门、广州、深圳、成都、西安 11 个城市（即 4+7 个城市）将进行国家组织药品集中采购试点。试点地区委派代表组成联合采购办公室作为工作机构，代表试点地区公立医疗机构实施集中采购。

带量采购将对市场格局带来剧烈影响。企业中标则可迅速占有大量市场份额，中标所付出的代价是给出最低的价格。企业落选则只能被竞争对手占领市场。因此维系价格和市场的平衡，成为带量采购中最为关键的博弈。"4+7" 带量采购后，为企业发展提出更紧迫的目标：匹配适宜产品线；管控上下游产业链，尤其是原料药；药品供应保障能力及风险管理能力都需全面提升。

### 7. 上市许可持有人制度

上市许可持有人制度将药品上市许可与生产许可相分离，允许药品上市许可证明文件持有者，即"药品上市许可持有人"自行生产药品或委托其他企业生产药品。2016 年 6 月，国务院办公厅印发《药品上市许可持有人制度试点方案》，要求在北京、天津、上海、广东等 10 个省（直辖市）开展药品上市许可持有人制度（MAH）试点。

截至 2018 年 6 月底，10 个试点省（市）药品注册申请人共提出持有人申请 1083 件，实现试点区域、申报主体以及试点药品范围的全覆盖。已有 178 件药物临床试验获得批准，117 个试点品种获准上市，科研人员、研发机构申报药品积极性显著提高，试点工作激发药物创新活力，优化资源配置，减少重复建设等预期作用已经显现。

### 8．临床试验数据核查

2015 年 7 月 22 日，国家食品药品监督管理总局发布《关于开展药物临床试验数据自查核查工作的公告》，要求所有已申报并在总局待审的药品注册申请人，均需对已申报生产或进口的待审药品注册申请药物临床试验情况开展自查。之后，药物临床试验数据自查核查工作持续开展，2018 年出台了一系列相关工作文件。严格监管迫使药企注重临床试验质量，加大研发投入，推动了研发更加专业的医药研发服务外包企业（CRO）发展。

表 2　2018 年临床试验数据核查相关政策文件

| 时　间 | 单　位 | 名　称 |
|---|---|---|
| 2018-01-25 | 药品审评中心（CDE） | 新药 I 期临床试验申请技术指南 |
| 2018-03-16 | 药品审评中心（CDE） | 创新药（化学药）Ⅲ期临床试验药学研究信息指南 |
| 2018-07-11 | 药品审评中心（CDE） | 接受药物境外临床试验数据的技术指导原则 |
| 2018-11-06 | 国家药品监督管理局（NMPA） | 证候类中药新药临床研究技术指导原则 |
| 2018-11-30 | 国家药品监督管理局（NMPA） | 关于临床试验用生物制品参照药品一次性进口有关事宜的公告（2018 年第 94 号） |

### 9．支持国产医疗器械发展

政策大力支持国产医疗器械发展。在研发资金方面，国家通过多个专项计划直接提供研发资金支持。2018年"生物医用材料研发与组织器官修复替代"和"数字诊疗装备研发"重点专项拟立项47个项目，提供中央财政经费支持3.8亿。在促进应用推广方面，2018年发改委等八大部委联合发文《关于促进首台（套）重大技术装备示范应用的意见》，以支持国内实现重大技术突破、拥有知识产权、尚未取得市场业绩的装备产品能够快速应用。共有32类医疗器械被列入工信部的《首台（套）重大技术装备推广应用指导目录》，在后续公立医院招标采购中能够得到配套政策支持，从而加快上市销售步伐。国务院办公厅发布的《深化医药卫生体制改革2018年下半年重点工作任务的通知》也明确提出由药监局、卫健委、医保局负责推进医疗器械国产化，促进创新产品应用推广，国产医疗器械的进口替代步伐进一步加快。除了国务院、各部委通过顶层设计发布相关政策支持国产医疗器械以外，地方政府在执行招标采购时也明确执行优先采购国产医疗器械。据不完全统计，福建、四川、湖北、山东等多个省市都在省级政府采购或招标采购时大力支持国产医疗器械。

#### （二）上海层面

#### 1．生物医药产业政策

2018年12月5日，上海市政府办公厅发布《促进上海市生物医药产业高质量发展行动方案（2018—2020）》。《方案》提出，到2020年，上海生物医药产业规模要达到4000亿元，申报上市药品50个以上，申报上市三类医疗器械产品100个以上；创新能力要保持全国领先地位，基本建成亚太地区生物医药产业高端产品研发中心、制造中心、研发外包与服务中心以及具有全球资源配置能力的现代药品和高端医疗器械流通体系；到 2025 年，基本建成具有国际影响力的生物医药创新策源地和生物医药产业集群。

这是国内第一次将"建成具有国际影响力的生物医药创新策源地和生物医药产业集群"作为政府行动方案目标，并配以产、学、研、价等全产业链相关各政府部门的协同战略。政府主导，确定生物医药为战略性支柱产业；五部门联合，确立国际化生物医药创新策源地和产业集群为总目标。

## 2．健康服务业政策

2018 年 7 月 24 日，市政府印发实施《上海市人民政府关于推进本市健康服务业高质量发展，加快建设一流医学中心城市建设的若干意见》，推动构建以健康医疗、健康服务、健康保险为重点，健康信息为支撑，新兴健康服务业为新动能的健康服务业体系。《意见》提出健康服务业发展的奋斗目标，到 2020 年，健康服务业规模和质量不断提升，增加值占全市生产总值比重力争达到 6% 左右，建成亚洲医学中心城市；到 2030 年，健康服务业增加值占全市生产总值比重达到 7.5%，成为城市重要支柱产业，建成具有全球影响力的健康科技创新中心；到 2035 年，建成与卓越全球城市定位相匹配的健康服务业发展体系，健康服务业规模和质量居全球城市前列。

## 二、上海生物医药产业发展的整体情况分析

### （一）产业规模与地位

#### 1．产业规模持续快速增长

2018 年，上海生物医药制造业产业规模持续快速增长。从具体指标上看，其产值和营收均达到近五年来的最高水平。2018 年，上海生物医药制

造业工业总产值为 1176.6 亿元，较 2017 年增长 9.8%，连续三年实现稳定增长，但增速较 2017 年稍有放缓，下降 1.5 个百分点。同时，主营业务收入迅速增长，达 1198.27 亿元，较 2017 年增长 13.9%，且增速大幅提升，首次实现两位数增长。

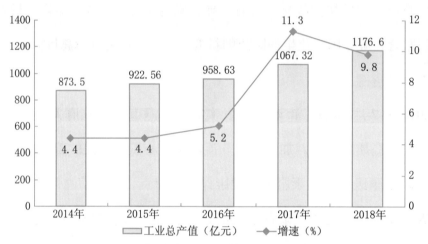

**图 1 2014—2018 年上海生物医药制造业工业总产值及增速**

数据来源：上海市统计局。

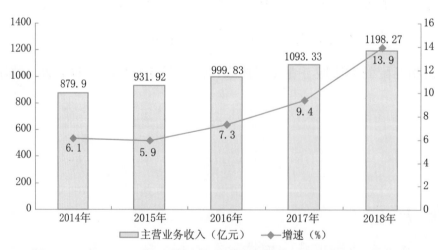

**图 2 2014—2018 年上海生物医药制造业主营业务收入及增速**

数据来源：上海市统计局。

## 2. 企业利润保持稳定增长

2018 年，上海生物医药制造业的利润为 157.35 亿元，利润水平与 2017 年基本持平，继 2015、2016 年连续两位数的大幅增长后回归平稳。2014—2018 年，利润总额从 110.39 亿元增加到 157.35 亿元，年均增长 10%，整体实现稳步攀升。

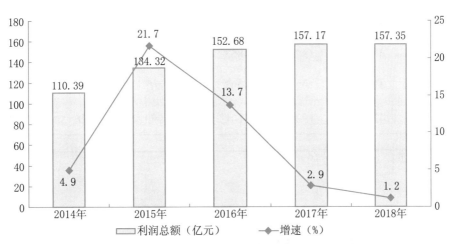

**图 3　2014—2018 年上海生物医药制造业利润总额及增速**

数据来源：上海市统计局。

## 3. 上海生物医药制造业企业数量稳步增加

2018 年，上海生物医药制造业企业中，药品生产经营企业新增 106 家，累计达 4293 家。从内部结构来看，该类企业的增长完全来源于药品经营企业的增长，而药品生产企业的数量则与上一年持平。此外，医疗器械生产经营企业的数量在 2018 年也实现稳步增长，共计增长 3391 家，企业数量达 25792 家，但增速较 2017 年下降 10%。从医疗器械企业的内部结构来看，生产类企业的增长量占增长总量的比例不到 1%，因此，医疗器械企业的增长主要来自经营类企业的大幅增长。

211

表 3　2013—2018 年上海生物医药制造业企业数量情况（单位：亿元）

| 年份 | 药品生产经营企业 | 其中 | | 医疗器械生产经营企业 | 其中 | |
|---|---|---|---|---|---|---|
| | | 药品生产企业 | 药品经营企业 | | 医疗器械生产企业 | 医疗器械经营企业 |
| 2013 | 4103 | 209 | 3894 | 12927 | 950 | 11977 |
| 2014 | 3822 | 208 | 3614 | 14070 | 975 | 13206 |
| 2015 | 3968 | 210 | 3758 | 17625 | 959 | 16666 |
| 2016 | 4042 | 189 | 3853 | 18000 | 975 | 17000 |
| 2017 | 4187 | 192 | 3995 | 22401 | 915 | 21486 |
| 2018 | 4293 | 192 | 4101 | 25792 | 926 | 24866 |

数据来源：上海市统计局。

### 4. 产业对上海经济增长的贡献度逐步扩大

尽管上海生物医药制造业在上海工业中的占比仍较低，但其经济地位逐年抬升、贡献度逐步扩大，已成为上海经济中成长性、带动性、战略性较强的新兴行业。2018 年，上海生物医药制造业占上海工业总产值的 3.23%，较 2017 年提高 0.27 个百分点，达到近 5 年来的最高增速，产值份额也连续 5 年实现稳步扩张。

表 4　2014—2018 年上海生物医药制造业占上海工业总产值比例

| | 2014 年 | 2015 年 | 2016 年 | 2017 年 | 2018 年 |
|---|---|---|---|---|---|
| 生物医药制造业产值（亿元） | 873.5 | 911.56 | 958.63 | 1067.32 | 1176.60 |
| 工业总产值（亿元） | 34071.19 | 33211.57 | 33079.72 | 36094.36 | 36451.84 |
| 工业总产值占比（%） | 2.56 | 2.74 | 2.90 | 2.96 | 3.23 |

数据来源：上海医药行业协会，上海市统计局。

2018 年，上海医药制造业主营业务收入为 846.58 亿元，占全国医药制造业营收的 3.28%，实现了连续两年的上涨，且涨幅持续扩大。此外，该比例在历经 2013—2016 年的持续下跌后，迎来了较为明朗的上升趋势。

表 5　2014—2018 年上海医药制造业占全国医药制造业主营业务收入比例

| 医药制造业主营业务收入 | 2014 年 | 2015 年 | 2016 年 | 2017 年 | 2018 年 |
|---|---|---|---|---|---|
| 上海（亿元） | 616.07 | 659.35 | 716.44 | 763.15 | 846.58 |
| 全国（亿元） | 23350.33 | 25729.53 | 28206.1 | 28185.50 | 25840.03 |
| 全国占比（%） | 2.64 | 2.56 | 2.54 | 2.71 | 3.28 |

数据来源：上海医药行业协会，上海市统计局。

（二）产业结构

从产业结构来看，2018 年，上海化学药品原药与制剂制造业仍是产值占比最大的子行业，产值为 542.31 亿元，占 46.09%，产值规模持续扩增。此外，占比紧随其后的子行业分别为医疗器械制造业、生物制品制造业和中药制造业。其中，医疗器械制造业的工业总产值为 254.35 亿元，增长 10.0%，占上海生物医药工业总产值的 21.62%，同比略有下降。生物制品制造业的工业总产值为 145.28 亿元，占上海生物医药工业总产值的 12.34%，比重较上年有所提升。上海中药制造业的产值也实现上涨，实现工业总产值 125.4 亿元，较上年增长 4.34%，增速稍有放缓，占上海生物医药工业总产值的 10.66%。

## 三、上海生物医药产业发展的创新能力分析

### （一）研发机构与研发人员

科技机构数量略有下降，但经费支出有显著增加。2017年，上海共有生物医药制造业科技机构71家，较2016年减少6家。科技机构经费支出达21.63亿元，较上年增长31%。

表6　2013—2017年上海市生物医药制造业科技机构情况

| 年份 | 科技机构数（个） | 机构经费支出（亿元） |
| --- | --- | --- |
| 2013 | 117 | 21.76 |
| 2014 | 92 | 13.00 |
| 2015 | 83 | 18.06 |
| 2016 | 77 | 16.54 |
| 2017 | 71 | 21.63 |

数据来源：市科委。

### （二）研发投入与服务外包

1. 生物医药研发投入趋于平稳。2017年，上海生物医药制造业科技项目总量达1338项，较2016年减少445项；研发经费内部支出31.81亿元，较2016年略有增加，保持高位稳定。从研发经费来源看，政府资金为1.06亿元，企业资金30.71亿元，境外资金0.15亿元，企业资金部分有明显增加，而政府资金和境外资金投入有所回落。

表7　2013—2017年上海生物医药制造业科技项目和R&D经费支出

| | 2013年 | 2014年 | 2015年 | 2016年 | 2017年 |
| --- | --- | --- | --- | --- | --- |
| 研发经费内部支出（亿元） | 22.51 | 25.67 | 30.57 | 30.59 | 31.92 |
| 科技项目数（项） | 1634 | 1537 | 1657 | 1783 | 1338 |

表8　2013—2017年上海生物医药制造业R&D经费来源

| 年份 | 研发经费内部支出合计（亿元） | 其中 | | |
|---|---|---|---|---|
| | | 政府资金 | 企业资金 | 境外资金 |
| 2013 | 22.51 | 1.19 | 20.96 | 0.31 |
| 2014 | 25.67 | 1.11 | 24.20 | 0.26 |
| 2015 | 30.57 | 1.04 | 29.18 | 0.23 |
| 2016 | 30.59 | 2.22 | 28.11 | 0.22 |
| 2017 | 31.92 | 1.06 | 30.71 | 0.15 |

数据来源：市科委。

2. 新产品产值有较大回落。2017年，上海生物医药新产品产值达209.54亿元，同比减少20%；新产品销售收入达206.95亿元，同比减少23%；新产品出口15.79亿元，也较上年有所回落。

表9　2013—2017年上海市生物医药制造业新产品情况

| 年份 | 新产品产值（亿元） | 新产品销售收入（亿元） | 其中 |
|---|---|---|---|
| | | | 新产品出口 |
| 2013 | 173.58 | 165.19 | 8.25 |
| 2014 | 191.33 | 183.41 | 8.41 |
| 2015 | 231.46 | 217.28 | 11.95 |
| 2016 | 262.42 | 269.37 | 16.25 |
| 2017 | 209.54 | 206.95 | 15.79 |

数据来源：市科委。

（三）新药申报与审批

1. 新药申报数量占全国比重略有回落

2018年，上海生物医药企业申请新药数量达74件，比2017年有所减

少，已连续三年呈现下降趋势。占全国新药申报总数的比例也有所回落，比
2017年降低2.18个百分点。

**表10　2013—2018年上海和全国新药申报数量**

| 年份 | 全国 | 上海 | 上海占全国比重 |
|---|---|---|---|
| 2013 | 1883 | 58 | 3.08% |
| 2014 | 2593 | 66 | 2.55% |
| 2015 | 2984 | 122 | 4.09% |
| 2016 | 818 | 91 | 11.12% |
| 2017 | 605 | 78 | 12.89% |
| 2018 | 691 | 74 | 10.71% |

### 2．新药生产批件数量大幅增加

2018年，上海生物医药企业获批新药生产和临床总量达85件，在2016
年"井喷式"发展、2017年高位稳定的基础上，数量有所回落。但生产批
件数量较前两年有所增加。整体保持平稳，略有回落。

**表11　2013—2018年上海生物医药企业获批新药生产和临床数量**

| | 2013年 | 2014年 | 2015年 | 2016年 | 2017年 | 2018年 |
|---|---|---|---|---|---|---|
| 生产批件数量（件） | 8 | 0 | 6 | 2 | 2 | 11 |
| 临床批件数量（件） | 14 | 11 | 30 | 105 | 97 | 74 |

### （四）科学技术奖励获奖项目

国家科学技术奖是衡量科技创新和重大成果产出的重要指标之一。2018
年度上海共有47项牵头及合作完成的重大科技成果获国家科学技术奖，占
全国获奖总数的16.5%，这也是上海连续第17年获奖比例超过10%。

在47项获奖项目中，上海获国家自然科学奖3项，占全国38项国家

216

自然科学奖的 7.9%；获国家技术发明奖 7 项（其中牵头完成 3 项），占全国 67 项国家技术发明奖的 10.4%；获国家科学技术进步奖 37 项（其中牵头完成 23 项），占全国 173 项国家科学技术进步奖的 21.4%。

此外，2018 年度由上海科研团队牵头完成的有 29 项，是自 2015 年国家科学技术奖大幅缩减授奖数量，三大奖获奖总数控制在 300 项以来，牵头获奖数量最多的一年。在高等级奖项中，2 项国家科学技术进步特等奖中，上海参与 1 项（专用项目）；20 项国家科学技术进步一等奖中，上海牵头完成 1 项（专用项目）。

## 四、上海生物医药产业发展的资本市场情况

### （一）2018 年生物医药产业资本市场的整体情况

药品、医疗器械、体外诊断等创新技术最受资本关注。近三年医疗服务领域融资数量有所降低。2018 年全国药品、医疗器械、体外诊断在所有融资中数量位列三甲。区域差异化显现，形成优势集聚。北京在体外诊断、医疗服务、人工智能产业领域，上海在药品、医疗器械产业领域，广东在体外诊断试剂产业领域，江苏在药品产业，浙江在药品、医疗器械产业领域具有较为显著的资本优势。

### （二）上海生物医药企业融资的数据事实

### 1. 慧渡医疗完成亿元融资

Predicine（慧渡医疗）源于硅谷，成立于 2015 年，在美国硅谷和中国上海同步运营，聚焦于新药临床试验、癌症早筛和临床用药指导。在业界首次开发出基于 RNA 和 DNA 联合检测的新一代液态活检专利技术：基因雷达。是世界第二代液态活检的先驱企业。2018 年初，慧渡医疗宣布完

217

成 A 轮投资，是继 2017 年 5 月 Pre-A 轮融资后慧渡医疗在一年内的第二次融资。

### 2．摩尔齿科完成亿元级 B 轮融资

摩尔齿科总部位于上海，是国内外少数连锁经营的大型现代化口腔医疗体系之一。摩尔齿科已在上海为中心的长三角地区开设了近四十余家口腔医院及口腔门诊。2018 年初，摩尔齿科宣布完成亿元级 B 轮融资，投资方为松柏投资、国鑫创投。

### 3．千麦医疗完成数亿元 B 轮融资

千麦医学检验是一家第三方独立医学实验室，主要从事临床检验服务、药物临床试验服务、科研服务。2018 年，千麦医疗宣布完成数亿元的 B 轮融资，由康桥资本和华泰瑞合医疗产业基金共同领投，汉富资本与浙商资本跟投。

### 4．药研社完成亿元级 A 轮融资

药研社隶属于上海妙一生物科技有限公司，成立于 2012 年 3 月，是一家集互联网＋临床研究的移动平台公司。产品以建设临床研究行业工具和平台为基础，搭建互联网＋临床研究的众包平台，以解决信息对接、节约人员时间、降低临床研究成本等。2018 年，完成 A 轮融资，金额过亿人民币，投资方经纬中国、元璟资本。

### 5．天士力生物完成 10 亿元人民币 Pre-IPO 的融资

2018 年 7 月，天士力生物完成 10 亿人民币 Pre-IPO 的融资，投资方为汇桥资本，梅里埃集团。天士力生物专注生物医药研发，不仅率先实现了首个 1.1 类创新生物药普佑克产品的成功上市，同时形成集研发、生产、销售一体化的稀缺全产业链商业化平台。

### 6. 锦奇医疗完成数亿元 A 轮融资

锦奇医疗完成数亿元 A 轮融资，本轮融资由东方世旗领投，投资金额达数亿元，主要用于并购海外持有 IVF 牌照的医疗机构、生殖实验室，以及进一步推进全国互联网生殖医疗平台构建及发展基因、干细胞诊疗技术。

### 7. 森亿智能宣布完成 B+ 轮融资

2018 年 10 月，张江医疗 AI 公司森亿智能宣布完成 B+ 轮融资，由襄禾资本投资，完成本轮融资后，森亿智能累计融资额已经超过 3 亿元人民币。完成此轮融资后，森亿将持续进行研发投入。森亿通过自然语言处理等 AI 技术来进行数据分析和处理，不论是在节约人工成本上，还是在辅助提高诊疗水平上，都能创造价值。

### 8. 睿昂生物获得数亿元 A 轮融资

睿昂生物成立于 2012 年，是一家专注于分子诊断试剂研发、生产和服务的高新技术企业。已成为国内肿瘤分子诊断领域拥有 CFDA 批准产品最多的企业之一，自主研发的白血病相关融合基因检测试剂是国内最早获得 CFDA 批准通过的产品，在白血病精准诊断该领域树立领先地位。2018 年 11 月获得数亿元战略融资，由浙江大健康产业基金领投。

### 9. 至本医疗完成数亿元 B 轮融资

至本医疗科技（上海）有限公司宣布完成数亿元 B 轮融资。由远翼资本领投，苇渡资本跟投。至本医疗依托测序和生信技术、临床注释和案例经验，开发了针对全部实体肿瘤类型并能够同时指导靶向治疗和免疫治疗的产品，推出产品精准治疗数据共享 App 土拨鼠博士。

## 五、上海生物医药企业发展的格局与现状

### （一）整体格局

· 前 20 位企业主营业务收入占医药工业整体的近一半。2018 年，纳入上海市统计局主营业务收入过 1 亿元的医药工业企业有 176 家，比上年增加 10 家。前 10 位企业的主营业务收入占全市医药工业主营业务收入的 35.1%，前 20 位企业的主营业务收入占全市医药工业主营业务收入的 47.0%，占据全市医药工业近半壁江山。

### （二）企业现状

龙头企业继续发挥引领作用。龙头企业发挥引领上海生物医药产业发展作用，上海医药集团股份有限公司、上海复星医药（集团）股份有限公司、上海罗氏制药有限公司 3 家企业规模超过百亿。跨国企业中的上海罗氏制药有限公司、中美上海施贵宝制药有限公司、上海西门子医疗器械有限公司、帝斯曼维生素（上海）有限公司、上海勃林格殷格翰药业有限公司等依然是拉动全市生物医药制造业增长的支柱企业。

内资（或合资）领域的骨干企业发展势头良好。包括化学药品领域的扬子江药业集团上海海尼药业有限公司、上海上药第一生化药业有限公司、上海合全药业股份有限公司，中药领域的上海和黄药业有限公司、上海凯宝药业股份有限公司、上海绿谷制药有限公司，生物药品领域的三生国健药业（上海）股份有限公司、上海上药信谊药厂有限公司、上海生物制品研究所有限责任公司，医疗器械领域的上海联影医疗科技有限公司、上海微创医疗器械（集团）有限公司、锐珂（上海）医疗器材有限公司，制药专用设备领域的上海东富龙科技股份有限公司等。

## 六、上海生物医药产业发展面临的主要问题

（一）从外部环境看，中美贸易摩擦对医药工业的影响正逐步显现

深入分析美国发动经贸摩擦的真实动机，意在制衡中国中高端产业的发展，由于上海在贸易、产业、创新等发展方向上与美国高度相似，因此受到的冲击更为直接、更为广泛，需要客观、充分认识其影响力和持久性。

对生物医药高技术领域产生潜在影响。若中美贸易摩擦持续升级，一旦美国启动对关键技术、关键产品、元器件、原材料的出口管制，短期将对产业经济运行、在建项目产生巨大冲击，长期将对高端项目带来障碍。

（二）从核心环节看，生物医药研发服务仍有障碍

由于商务成本和生活成本的持续上升，加之对医药研发服务外包孵化创业和企业发展的政策支持优势不在，导致招商引资和孵化创业疲软，新的企业跨不过高门槛，原有的企业将新增投资外迁。现有的医药研发服务外包企业中外资企业占70%，对成本相对敏感的民营创业企业比重不大。医药研发服务外包企业对经营环境的需求从区位优势转向查验、保税、人才等综合优势，主要关注以下方面：一是查验问题，因查验频率及流程较复杂，影响企业通关时间。张江医药研发服务外包企业群体一致呼吁降低查验率，简化查验流程，提高查验效率，对生物医药研发企业实行特殊的保税制度。二是商务成本问题，影响企业设立和稳定发展。租金的提高使很多企业难以把主要基地放在张江，从而转移到江苏、天津、北京、浙江等地。中小企业反映最突出的问题是用人成本问题。由于技能人才的缺口，导致现有中小企业都在考虑外迁周边地区，不利于产业集聚和稳定发展。三是排放标准

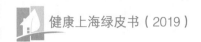

要求较高，环保成本偏高。实验室危废的处理费用过高，甚至超出美国的处理费用。

**（三）从源头创新看，基础研究投入力度有待持续加强**

近年来，上海在基础研究领域的投入强度逐年提高，"十三五"规划中，上海第一次将基础研究经费的投入列为核心指标，到2020年基础研究经费支出占全社会研发经费支出的10%左右。2016年、2017年基础研究经费占全社会R&D经费支出比例分别为7.4%和7.7%，低于2015年的8.2%，与10%尚有一定差距。在投入结构方面，政府投入比例偏大，创新型企业和社会机构投入比例偏低，需要通过深入推进科技领域简政放权、持续加强投入，优化投入结构，切实落实对基础研究的支持与保障。

**（四）从区域协作看，长三角生物医药协同创新机制面临升级**

顶层规划和宏观统筹有待增强。改变各单位、各部门多头推进、单点支持长三角一体化工作的现状，改变信息分散、资源分散的局面，亟待加强宏观统筹，加强需求凝练，优化资源配置效率，形成工作合力。跨区域要素流动机制不完善。长三角地区的协调合作主要还是以政府推动为主，经济手段运用不充分，市场机制作用发挥不足。区域人才市场一体化建设方面，确保人才有序竞争的规则和制度尚未建立，高端人才市场缺乏定价机制，导致人力资源成本过快攀升，出现无序的"人才争夺战"。区域制度政策衔接不到位。创新政策落地与互认，知识产权的互利、互认、共享，共享专利制度，团体专利制度等都存在需要打破的壁垒。三省一市诸多政策标准尚未统一。区域联动的政策对接机制尚未完全建立，各省市间政策存在不同程度的不协调和不统一，甚至引发地区间的攀比。

## 七、对策与建议

### （一）企业视角，聚焦研发，扶持轻资产型企业，降低环保成本

集中研发资源瞄准重点项目。力争在部分创新药和高端器械领域达到国际先进水平。做强做实生物医药共性技术平台，着力突破一批共性关键技术，以研发带动产业快速发展。聚焦新靶点新机制药物研制、CAR-T 新疗法、高端医疗器械等重点领域，进一步明确若干攻关项目和实施主体，集中资源力量，力争弯道超车。

扶持轻资产型企业发展。生物医药研发服务外包企业大部分属轻资产型且很少拥有自主知识产权。政府应出台资助具有高附加值、核心技术的导向政策，对现有医药研发服务外包企业的服务功能进行评估，对推动产业链发展的核心项目予以资助。建议对通过国际认证的实验室、技术项目给予资助，并认定为科技服务平台。

改变环保管理方式，降低环保成本。由于政府重事前审批、轻事中事后监管，使得产业创新特别是产业化落地面临的环保门槛不断走高。建议在行政审批过程中降低事前审批要求，主要将精力放在事中事后监管，提高企业违法成本。

### （二）资本视角，通过市场化机制提高优秀团队、优秀企业与上海城市之间的黏性

生物医药是由创新研发驱动的行业。科创板的推出将极大促进医药新兴技术的发展，加速技术革新，推动整个医药产业升级。科创板上市有 5 套标准，对于生物医药企业重点提及，其中标准二要求公司最近三年研发投入合计占总营业收入的比例不低于 15%，标准五要求医药企业需取得至少一项一类新药二期临床试验批件。这两套标准为目前创新药械企业、医药研

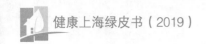

发服务外包／医药生产服务外包、前沿疗法公司上市提供便利，拓宽了融资渠道。

上海应抓住科创板带来的发展机遇，提高科技创新型生物医药企业数量，扶持优质企业成长破解"融资难"的问题，同时，政策制定上也积极与科创板标准接轨。努力吸引一批新经济领域最优质的中坚力量留在国内上市，未来还可以吸引国外的优质科技创新型企业来沪上市，提升资本市场对全球投资者的吸引力。

（三）区域视角，深化长三角生物医药产业协同发展

按照"政府＋市场"双轮驱动原则，打造创新协同、布局优化、资源优配、融入全球的世界级产业集群，打造网络设施互联、数据资源共享、智能应用领先、数字经济繁荣的世界级智慧城市群。推动长三角生物医药科技创新与转化服务资源的开放共享，加强长三角地区数据资源的互联互通和深度合作，共建长三角创新创业生态系统，探索服务、资源、政策、市场跨区域一体化高质量发展，共同参与全球价值链竞争。

# 自贸区医疗器械注册制度改革试点探讨

自贸区医疗器械注册制度改革研究课题组

上海自贸区是国家继续深化改革开放的主要试验田，它要成为未来多个领域制度创新的主力军。医疗器械领域审评审批制度的创新优先在上海自贸区得到实现，这是与上海医疗器械行业及监管部门的努力分不开的。

本课题以"破除医疗器械注册与生产管理瓶颈、形成可复制可推广制度"为主题，以上海医疗器械注册人制度为例，重点研究上海对医疗器械审评审批的最新举措。

## 一、研究目标与背景分析

研究针对现行医疗器械领域审评审批的现状，梳理医疗器械法规文件中关于医疗器械注册生产相关的内容，通过对中外医疗器械注册与生产关系相关内容的研究，分析上海自贸区实施注册申请人委托医疗器械生产企业生产产品的合理措施，形成可推广、可复制的制度供全国使用。

研究基于的宏观背景，主要有以下三个方面：

### 1. 医疗器械管理制度创新有了最高顶层设计

2017 年 10 月 8 日，中共中央办公厅和国务院办公厅发布《关于深化审评审批制度改革鼓励药品医疗器械创新的意见》。《意见》提出医疗器械临床试验机构备案管理、完善医疗器械临床试验伦理委员会机制、优化医疗器械临床试验审批效率、接受境外医疗器械临床试验数据、允许医疗器械研发机构和科研人员申请医疗器械上市许可、建立医疗器械上市许可持有人直接报告不良事件制度、完善医疗器械再评价制度等内容。《意见》阐明药品医疗器械监管的一系列重要理念，指出审评审批制度改革的基本方向，明确鼓励创新的重大政策，提出加强能力建设的重要任务。《意见》是药品医疗器械监管改革的基本纲领，是做好监管工作的基本遵循，是修订《药品管理法》的重要思想基础，同时也是当前医疗器械监管制度构建的依据。

## 2. 上海自贸区医疗器械管理制度受国务院青睐

2017年3月31日，国务院发布《关于印发全面深化中国（上海）自由贸易试验区改革开放方案的通知》（国发〔2017〕23号文）。《通知》提出要"完善药品上市许可持有人制度。允许自贸试验区内医疗器械注册申请人委托上海市医疗器械生产企业生产产品"。这对上海市贯彻落实《医疗器械监督管理条例》关于"先产品注册、后生产许可"的注册生产新模式有直接推动作用。

## 3. 国家食药监总局力推药品医疗器械管理创新

2017年5月11日—12日，国家食品药品监督管理总局发布4份关于药品医疗器械审评审批体制改革的征求意见稿。它们分别是国家食品药品监督管理总局关于征求《关于鼓励药品医疗器械创新加快新药医疗器械上市审评审批的相关政策》（征求意见稿）意见的公告（2017年第52号）、国家食品药品监督管理总局关于征求《关于鼓励药品医疗器械创新改革临床试验管理的相关政策》（征求意见稿）意见的公告（2017年第53号）、国家食品药品监督管理总局关于征求《关于鼓励药品医疗器械创新实施药品医疗器械全生命周期管理的相关政策》（征求意见稿）意见的公告（2017 年第 54 号）、国家食品药品监督管理总局关于征求《关于鼓励药品医疗器械创新保护创新者权益的相关政策（征求意见稿）》意见的公告（2017 年第 55 号）。这 4 份征求意见稿瞄准药品和医疗器械审评审批体制改革的顽疾以及妨碍药品医疗器械行业创新发展的因素，指向明显，有很强的针对性，反映了监管部门对行业监管方式创新的重视。

## 二、关于自贸区范围的界定

### 1. 最初的范围

根据《国务院关于印发中国（上海）自由贸易试验区总体方案的通知》（国发〔2013〕38 号），试验区的范围涵盖上海外高桥保税区、上海外高桥保税物流园区、洋山保税港区和上海浦东机场综合保税区等 4 个海关特殊监管区域，并根据先行先试推进情况以及产业发展和辐射带动需要，逐步拓展实施范围和试点政策范围，形成与上海国际经济、金融、贸易、航运中心建设的联动机制。

### 2. 扩区后的范围

根据《国务院关于印发进一步深化中国（上海）自由贸易试验区改革开放方案的通知》（国发〔2015〕21 号），自贸试验区的实施范围 120.72 平方公里，涵盖上海外高桥保税区、上海外高桥保税物流园区、洋山保税港区、上海浦东机场综合保税区 4 个海关特殊监管区域（28.78 平方公里）以及陆家嘴金融片区（34.26 平方公里）、金桥开发片区（20.48 平方公里）、张江高科技片区（37.2 平方公里）。

自贸试验区土地开发利用须遵守土地利用法律法规。浦东新区要加大自主改革力度，加快政府职能转变，加强事中事后监管等管理模式创新，加强与上海国际经济、金融、贸易、航运中心建设的联动机制。

### 3．最新的方案

《国务院关于印发全面深化中国（上海）自由贸易试验区改革开放方案的通知》（国发〔2017〕23号）规定，到2020年，率先建立同国际投资和贸易通行规则相衔接的制度体系，把自贸试验区建设成为投资贸易自由、规则开放透明、监管公平高效、营商环境便利的国际高标准自由贸易园区，健全各类市场主体平等准入和有序竞争的投资管理体系、促进贸易转型升级和通关便利的贸易监管服务体系、深化金融开放创新和有效防控风险的金融服务体系、符合市场经济规则和治理能力现代化要求的政府管理体系，率先形成法治化、国际化、便利化的营商环境和公平、统一、高效的市场环境。强化自贸试验区改革同上海市改革的联动，各项改革试点任务具备条件的在浦东新区范围内全面实施，或在上海市推广试验。

## 三、现行医疗器械注册审评制度主体分析

### 1．医疗器械注册申请人

《医疗器械监督管理条例》修订时，受制于当初的条件，没有给医疗器械注册申请人下一个清晰的定义，现在再也不能对此视而不见了。国务院〔2017〕23号文再次重申医疗器械注册申请人这一概念，给厘清概念内容与界定概念范围提供了一个契机。因为要落实国务院的指示，势必不能继续回避对注册申请人内涵的思考以及范围的界定。医疗器械注册作为一项行政许可，谁可以充当注册申请人，自然要从行政许可法中去寻找答案。而纵观我

国行政许可法的规定，并无申请人只能是企业法人的相关规定。因此，医疗器械注册申请人含义丰富，自然不能仅局限于医疗器械生产企业，所有符合条件的主体都可以是注册申请人。因此，在我国申请第二类、第三类医疗器械注册的企业及其自然人都应该是医疗器械注册申请人。

## 2. 医疗器械注册人

自贸区内的医疗器械注册申请人取得医疗器械注册证的，作为医疗器械注册人。注册人的概念和上市许可持有人的概念内涵一致，医疗器械领域的上市许可，就是指医疗器械注册许可，持有注册证的主体就是上市许可持有人。

由于允许研发机构与自然人充当医疗器械注册申请人，因此可以预见，这些申请人中将不会全部具备医疗器械生产的条件，这就提出了一个问题，在医疗器械注册人制度中，怎样对不具备生产条件的申请人进行注册审评？诚然，监管部门不会为了发证而发证，它应该是为了实质的生产活动而发证。所以，对于不具备样品和产品生产条件的申请人，进行注册审评时要考虑受托生产企业的条件。自身不具备生产条件的申请人，在申报注册时要明确受托生产企业，并提交相关信息给监管部门。

医疗器械注册人的义务与责任贯穿于整个产品全生命周期，在持证前后均要履行自始至终的质量管理义务。这种义务与它自身条件有一定的匹配关系，比如说要具备相应的质量管理人员等。注册人的质量管理义务是贯彻全程的，但在不同的环节与不同的主体承担的是不同的约定责任和法定责任。如注册人与研发服务外包公司、注册人与经销商、注册人与使用单位等之间的责任就包括了相应环节的约定责任和法定责任。

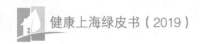

### 3. 医疗器械生产委托方

要落实国务院的要求，必须在医疗器械委托生产的范围上有所突破，至少要允许医疗器械注册证与生产许可证的分离，注册申请人获得注册证后，可以选择自己不生产而直接委托其他生产企业生产。如果突破了现行把医疗器械生产企业当成注册申请人唯一主体的禁锢后，再加上委托生产范围的放开，医疗器械注册与生产相互绑定的现状就会被打破。因此，医疗器械生产委托方应该是持有医疗器械上市许可，将全部或部分生产活动委托给他方生产的主体。在第一类医疗器械委托生产活动中，委托方是获得生产备案凭证的生产企业。在注册人制度中，上市许可持有人就是医疗器械生产委托方。它既可以委托样品和产品的生产，又可以委托产品的研发、临床试验以及从事销售等活动。

### 4. 医疗器械生产受托方

接受他方委托，从事医疗器械样品及产品生产活动的主体。在注册人制度中，它是指接受注册人委托，从事第二类、第三类医疗器械样品和产品生产活动的主体。

注册人的委托生产包括了第二类和第三类医疗器械样品和产品的生产，它是推动行业资源合理配置和社会分工有序形成的基础。因此，对委托方、受托方的资质要求、质量协议、知识产权保护等方面的内容是变革现行医疗器械委托生产管理制度的重点。委托生产并没有改变注册人的主体责任，只是在分工上朝国际通行模式迈进了一步。产品在委托生产后以注册人的名义上市销售，注册人要承担类似于欧美等国医疗器械制造商的法律责任。

## 四、自贸区医疗器械注册制度改革的建议

在课题组研究的支撑下，上海出台相关的《试点方案》。基本内容如下：

（一）对象和条件

1. 申请人／注册人

（1）住所或生产地址位于自贸区内的企业、研发机构，或者工作地址位于自贸区内且具有中华人民共和国国籍的科研人员。

（2）应当具备医疗器械全生命周期管理能力，对质量管理体系进行审核、监督和控制，能落实质量管理体系并保持有效运行。

（3）具备医疗器械质量安全责任承担能力。

（4）未被纳入上海市食品药品重点监管名单。

2. 受托生产企业

（1）在上海市行政区域内依法设立的企业。

（2）具有与受托生产医疗器械相适应的生产条件。

（3）具有良好的质量信用状况。

（4）未被纳入上海市食品药品重点监管名单。

（二）委托生产医疗器械品种范围

1. 本方案委托生产医疗器械范围包括境内第二类、第三类医疗器械。

2. 允许注册人多点委托生产。注册人在获批首家委托生产后，可以再委托其他生产企业生产。委托生产的医疗器械，必须产品技术要求、工艺、质量一致。对于多点委托生产的注册人核发的医疗器械注册证，应分别列明相关受托生产企业名称、生产地址，按照1个医疗器械产品管理。

3. 具有高风险的植入性医疗器械不得委托生产，具体目录由国家食品药品监督管理总局制定、调整并发布。

231

### （三）注册人义务和责任

1. 注册人负责医疗器械生产销售全链条和全生命周期管理，对医疗器械设计开发、临床试验、生产制造、销售配送、售后服务、产品召回、不良事件监测和再评价等承担全部法律责任。

2. 注册人负责产品的上市放行，对上市销售的医疗器械质量负全部责任。

3. 注册人应当建立法务、质量及售后服务的管理团队，其管理能力应与产品研制和生产相适应。同时要与受托生产经营企业的质量管理体系形成有效对接和管控，并制定符合医疗器械生产质量管理规范及相关附录要求、能够保证质量主体责任有效落实的管理制度。

4. 集团公司作为注册人的，对各子公司实行统一的质量管理体系，集团公司对所有上市的产品质量负全部责任。

5. 注册人应当与受托生产企业签订书面合同和质量协议明确双方委托生产中技术要求、质量保证、责任划分等权利义务，并且诚实守信、认真履行。

6. 研发机构、科研人员作为注册人的，可以自行销售，但应具备医疗器械相关法规规定的经营能力和条件；也可以委托代其生产的医疗器械生产企业或者具有医疗器械经营资质的医疗器械经营企业销售医疗器械。委托销售医疗器械的，应当签订委托销售合同，约定销售和售后服务相关要求，明确各自的权利、义务和责任，并落实医疗器械追溯管理责任。

7. 委托生产医疗器械的说明书、标签除应当符合有关规定外，还应当标明受托生产企业的企业名称、住所、生产地址、生产许可证编号。

8. 注册人发现受托生产企业的生产条件发生变化，不再符合医疗器械质量管理体系要求的，应当立即要求受托生产企业采取整改措施；可能影响医疗器械安全、有效的，应当立即要求受托生产企业停止生产活动，并向上海市食品药品监督管理局报告。

9. 发现医疗器械不良事件或者可疑不良事件的，注册人应当按照国家食品药品监督管理总局的规定，直接向相应的医疗器械不良事件监测技术机构报告。

10. 注册人应当建立医疗器械再评价制度，主动对已上市医疗器械开展再评价。不能保证安全、有效的，注册人应及时申请注销上市许可。

11. 注册人应当定期按照医疗器械生产质量管理规范的要求，对所持有医疗器械的质量管理体系运行情况进行全面自查，并向上海市食品药品监督管理局提交年度自查报告。

12. 委托生产变更或终止时，注册人应当向原注册部门申请注册变更或注销所持有的医疗器械注册证。

13. 注册人应当按照要求购买商业责任险。

14. 批准上市的医疗器械因产品存在缺陷造成损害的，按照《中华人民共和国侵权责任法》等法律规定执行。

（四）受托生产企业的义务与责任

1. 履行《医疗器械监督管理条例》以及其他法律法规规定的有关医疗器械生产企业在医疗器械生产方面的义务，并承担相应的法律责任。

2. 负责按协议约定的技术要求和质量标准生产，负责产品的生产放行，对注册人及医疗器械相关法规负相应质量责任。

3. 受托生产第二类医疗器械的企业应当符合医疗器械生产质量管理规范的要求；受托生产第三类医疗器械的企业应当在符合医疗器械生产质量管

233

理规范要求的同时，拥有有效的 ISO13485 认证证书。受托生产企业应当定期按照医疗器械生产质量管理规范的要求，对受托生产的医疗器械质量管理体系运行情况进行全面自查，并向上海市食品药品监督管理局提交年度自查报告。

4. 受托生产企业发现上市后的医疗器械发生重大质量事故的，应当在 24 小时内报告上海市食品药品监督管理局和注册人，上海市食品药品监督管理局应当立即报告国家食品药品监督管理总局。

5. 受托生产终止时，受托生产企业应当向上海市食品药品监督管理局申请减少医疗器械生产产品登记表中登载的受托产品信息。

## 五、医疗器械注册审评审批的制度创新

医疗器械注册人制度的直接政策目标是要打破医疗器械注册与生产的捆绑关系，实现监管方式的创新，间接的长远目标是要实现行业资源的自由配置、产品生产的合理分工以及研发创新的强化提升，最后推动医疗器械行业的健康发展。为此，《试点方案》为该制度确立了以下主要内容：第一，住所或生产地址位于上海自贸区或上海浦东新区内的研发机构、科研人员以及企业都可以成为医疗器械注册申请人，申请人可以委托其他企业生产样品；第二，上海市内具备相应生产条件的生产企业均可以成为医疗器械委托生产的受托方；第三，取得医疗器械注册证的注册申请人转变为医疗器械注册人；第四，注册人具备相应生产资质和能力的，可以自行生产，也可以委托生产产品；第五，注册人不具备相应生产资质与能力的，可以直接委托生产产品；第六，受托生产企业不具备相应生产资质的，可提交注册人的医疗器械注册证申请生产许可；第七，注册人在市内可以同时委托多家企业生产

产品。

上海试点的医疗器械注册人制度，在内容上与一些现行规章和规范性文件不同，主要表现在以下几点：

一是《试点方案》允许医疗器械注册人直接委托生产产品和样品。《注册管理办法》第 9 条只允许创新医疗器械的样品可以委托生产，非创新医疗器械的样品仍然只能由医疗器械生产企业自己生产。该条第 2 款规定，按照创新医疗器械特别审批程序审批的境内医疗器械申请注册时，样品委托其他企业生产的，应当委托具有相应生产范围的医疗器械生产企业；不属于按照创新医疗器械特别审批程序审批的境内医疗器械申请注册时，样品不得委托其他企业生产。在实践中，创新医疗器械注册获批后，仍然由注册申请人自行生产，几乎没有不自行生产而直接委托其他生产企业生产的情形。

二是《试点方案》允许受托生产企业提交委托方持有的医疗器械注册证申请生产许可。《条例》第 28 条规定，委托生产医疗器械，由委托方对所委托生产的医疗器械质量负责。受托方应当是符合本条例规定、具备相应生产条件的医疗器械生产企业。《医疗器械生产监督管理办法》还专设一章，对医疗器械委托生产做了严格规定，总体要求就是医疗器械委托生产的委托方和受托方都应该具有医疗器械注册证和生产许可。

三是《试点方案》允许医疗器械注册人多点委托生产，注册人在首家生产企业获批后，可以再委托其他生产企业生产。《生产管理办法》第 36 条规定，委托方在同一时期只能将同一医疗器械产品委托给一家医疗器械生产企业（绝对控股企业除外）进行生产。

235

四是《试点方案》允许研发机构以及自然人申请医疗器械注册证。《条例》虽然提出了医疗器械注册申请人的概念，但却没有明确注册申请人可以由谁充当。除创新医疗器械申请外，注册申请人仍被局限在医疗器械生产企业这一小范围内。

## 六、上海自贸区医疗器械注册制度改革试点成果

课题组在上海市食品药品监督管理局的组织下，摸清了国内医疗器械法规与国际通行监管模式的差距，总结了我国医疗器械法规制度存在的不足，从而知晓了医疗器械行业创新发展所面临的制度障碍主要在于两大弊端：一是医疗器械上市前注册与生产的捆绑管理模式；二是医疗器械上市后委托生产的严苛管理。要真正推动医疗器械行业创新发展，必须在破除此两大弊端的前提下，进行新的制度设计。

由此，课题组重点对上海市医疗器械企业的发展情况进行了调研，了解他们的政策需求和面临的政策痛点，有针对性地加以研究。

### （一）制定上海医疗器械注册人制度试点方案及其配套措施

本课题的主要成果体现在上海医疗器械注册人制度上，在课题研究的支撑下，上海市食品药品监督管理局发布相关文件。

（1）《中国（上海）自由贸易试验区内医疗器械注册人制度试点工作实施方案》；

（2）《中国（上海）自由贸易试验区内医疗器械注册人制度试点工作实施方案》政策解读一；

（3）上海市《医疗器械注册人制度试点工作实施方案》政策解读二；

（4）《上海市医疗器械注册人委托生产质量协议编制指南（试行）》；

（5）《上海市医疗器械注册人委托生产质量管理体系实施指南（试行）》。

上海医疗器械注册人制度试点方案及其配套措施，是本课题研究的主要

内容，与制度试点相关的产品注册和生产许可办事指南、委托生产质量协议撰写指南、质量管理体系实施指南、跨区联合检查程序、商业责任保险投保指南等一系列配套文件，明确了市区监管部门职责分工，建立了跨区域监管衔接的机制，同时引入行业协会、第三方机构协同管理，对于推动医疗器械监管方式的转变和完善有着重要意义。

（二）复制推广到广东天津试点并写入法规修正案

2018 年 8 月 20 日，广东省食品药品监督管理局印发《广东省医疗器械注册人制度试点工作实施方案》。2018 年 8 月 25 日，天津市市场和质量监督管理委员会也印发《中国（天津）自由贸易试验区内医疗器械注册人制度试点工作实施方案》，这意味着广东和天津也相继跟进试点医疗器械注册人制度，标志着上海医疗器械注册人制度成为可复制可推广的创新制度，在其他省份开花结果。

从三个省份的试点方案内容上看，它们制度目标完全一致，在实施措施上大同小异。这也表明上海自贸区开始的医疗器械监管制度创新真正起到"试验田"的作用，这是国内首次践行有上市许可持有人制度内涵的监管制度，呼应了国家"放管服"改革的要求，对医疗器械监管方式进行了重大的制度创新。在制度发展过程中，上海的地方试点推动了这一制度的快速发展，正所谓星星之火可以燎原，后期广东、天津等地的试点，进一步加快了注册人制度的发展步伐。

2018 年 6 月 25 日，司法部发布《医疗器械监督管理条例（草案送审稿）》。这一医疗器械领域最高的监管法规完全吸收了上海医疗器械注册人制度的精髓，说明上海医疗器械注册人制度已经影响到医疗器械监管的上层立法，可以说，《条例》修改实施之日，就是上海医疗器械注册人制度在全

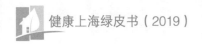

国推行之日。

**（三）器械审评审批效率大为提升，企业积极参加试点**

《试点方案》发布后，微创、逸思、凯利泰、复星等一批本土企业希望通过试点实现资源优化配置，提高企业竞争力；从全国来看，也有一些快速成长的新型创新医疗器械企业（如 TCL 医疗）有意向将其研发中心作为注册人设立到上海；同时，强生、美敦力、GE，BD 等跨国企业总部密切关注试点工作进展，希望通过参与试点实现进口产品国产化的优化路径。

已获准许可的三个试点案例分别针对集团内委托、非关联主体跨区域委托、已上市产品通过本试点扩大生产场地等情形，涵盖了第二类医疗器械和体外诊断试剂。

**1."远心医疗"的单道心电记录仪**

该试点产品由拥有该产品技术但不具备生产能力的"远心医疗"委托同属微创集团的"微创电生理"生产产品。该例试点作为获批上市的首个第二类医疗器械产品，其意义在于：一是形成注册人委托生产的质量委托协议。二是体系核查从原来关注医疗器械生产企业质量体系管理能力转变为关注医疗器械注册申请人及受托企业的质量和法规主体责任落实能力。三是落实产品责任保险。四是对试点产品的注册证样式、内容等作了规定，形成首张试点产品注册证。该项审批从受理到正式发证，比此前审评审批时间节约82%，大幅提升第二类医疗器械的审评审批效率，获得行业的深度肯定。

**2."美敦力"的手术动力系统**

该产品未纳入试点前已向国家局申请进口第二类产品注册，是由上海捷普公司生产完成半成品后运往新加坡总装为成品，再销回中国市场。本例试点的意义在于：一是两家非关联企业强强联合、责任衔接。二是在此基础上探索建立跨区域监管的监督检查责任体系。三是采用现场检查与资料审核延伸覆盖相结合的方式开展注册质量管理体系核查。四是受托方持注册人的注册证申请生产许可。五是采用告知承诺审批方式发放产品注册证。六是作为一种进口产品本土转化的新模式，缩短了产品生产链，减少生产成本，上市后将降低产品售价，惠及患者。日前，上海药监局已受理捷普公司的生产许可申请。

### 3. "德赛诊断"的4项体外诊断试剂产品

该试点产品是现行法规委托生产方式在注册人制度试点下的拓展实践，方便集团公司内对要素的分配选择，使研发与生产分工协作。

### （四）产生了巨大的社会效益和经济效益

上海医疗器械注册人制度试点一年来，上海医疗器械产业产值有明显的增长，表明创新制度就是良好生产力的道理。同时，更多的社会资源有在上海聚集的势头，TCL、阿里健康、顺丰等医疗器械外的著名企业都表明了借助上海医疗器械注册人制度的优势拓展医疗器械领域业务的想法。同时，一批医疗器械产业孵化器也应运而生。张江科学城的三大产业园里的很多企业都表明了加快研发步伐领到注册证后委托生产的意愿。习近平总书记在2019年新年致辞中说到"上海张江充满活力"，这里面就有张江医疗器械企业积极加强医疗器械产品技术创新的行动。

## 七、可进一步深化研究的几个问题

由于研究时间以及研究精力的局限，课题组没有来得及完成相关问题的所有研究。如医疗器械委托生产过程中的知识产权保护问题、持有人和其他主体在医疗器械产品全生命周期中的法律责任问题、保险公司在夯实持有人产品责任能力和质量管理能力中的作用问题、委托生产过程中的跨区联合监管机制的构建问题都值得继续深入研究。完善新制度还需要在实践中继续总结发现的问题，并提出解决问题的办法，最后形成制度性的规定。可以预见，上海医疗器械注册人制度的发展还有很大的拓展和提升空间，随着制度的发展，有望成为医疗器械行业的基本制度。

# 以"5+X"园区布局推动健康服务业集聚发展

健康服务业课题组

2018 年 7 月，市政府出台《关于推进健康服务业高质量发展加快建设一流医学中心城市的若干意见》（沪府发〔2018〕25 号），以打造"5+X"健康医疗服务业布局为核心，加快上海国际医学园区、新虹桥国际医学中心、嘉定精准医疗与健康服务集聚区、普陀桃浦国际健康创新产业园、徐汇枫林生命健康产业园区等园区，以及金山、崇明、奉贤、杨浦、松江等区域健康医疗服务业集聚区建设，以国际化、集聚化、特色化、高水平为方向，引领上海市健康服务业高质量发展，2018 年，"5+X"健康医疗服务业布局也被纳入《上海市产业地图》，在上海市产业布局中占有一席之地（见图 1）。

## 一、上海国际医学园区

2018 年，围绕上海城市发展战略目标，按照全力打响"四大品牌"尤其是"上海服务"品牌的要求，将上海国际医学园区定位为上海健康服务业发展的核心重要承载区和上海亚洲医学中心城市对外服务的标志性品牌。在推进中，实行"医疗"和"医技"双轮驱动，着力优化创新医疗服务、医药产品和医疗器械产品的研发、应用与产业化环境，努力打造高端医疗集群，

241

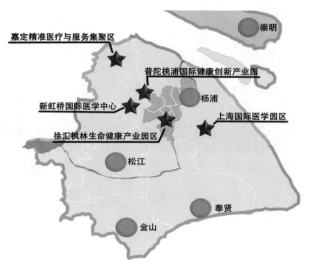

**图1 上海市"5+X"健康医疗服务业布局**

打造国际知名的健康旅游平台，建设临床试验医院，促进免疫细胞治疗、干细胞治疗和基因治疗等前沿医学科技产业的集聚发展。在市卫生健康委、浦东新区区委、区政府的支持下，园区重点推进了四方面工作。一是开展"亚洲一流肿瘤医学中心"的规划论证，依托复旦大学附属肿瘤医院东院、上海市质子重离子医院等优质资源品牌，规划建设全国乃至全球具有影响力的肿瘤特色治疗区域。二是在张江推进生命健康产业领导小组的直接领导下，推进张江细胞产业园的规划建设，希望打造成为集存储、研发、生产、运输、治疗、装备为一体的细胞治疗全产业链。三是园区内的上海国际医学中心成为"上海健康服务业50条"的首批受益者，成为上海市首批高水平社会办医疗保险定点医疗机构之一。四是积极引入优质项目落户，从医疗服务、平台建设和产业集聚方面积极吸引上海交通大学医学院、上海市医疗器械检测所（二期）、复旦大学噬菌体实验室、西门子医疗上海实验室诊断新工厂等重大项目落地，其中西门子医疗上海实验室诊断新工厂投资额约30亿元，2019年将正式开工成为浦东2019年"十大制造业项目"之一。园区规划到 2025 年，将形成更加完善的"医、教、研、产"为一体的健康服务业全产业链，集聚各类医疗服务机构超过 100 家，培育"瞪羚""独角兽"和"隐形冠军"企业超过 100 家，累计生物医药上市类企业超过 100 家，力争健康服务业和生物医药产业规模形成千亿能级。

## 二、新虹桥国际医学中心

园区定位于国家健康旅游示范基地，率先打造立足上海、辐射长三角、服务全国的健康服务业集聚平台。医技中心 2017 年投入运营，华山医院西院 2018 年 6 月试运营，其他项目处于建设阶段。2018 年，园区公司根据职责，重点推进医学园区开发建设，主要包括：医学园区基础设施、项目招商引入（主要医疗领域）、推进医疗服务设施建设及园区综合管理等，园区开发稳步有序，园区已引入 1 家医技门诊综合平台、10 家国际国内医院项目、7 家高端诊所及 3 家医技单位。

（一）医院项目

10 家医院包括 2 家综合医院即：上海新加坡百汇国际医院和上海绿叶克利夫兰国际医院，8 家专科医院即：上海泰和诚肿瘤医院、上海星晨儿童医院、上海慈弘妇产科医院、上海览海康复医院、上海绿叶爱丽美医疗美容医院、上海览海西南骨科医院、华山伽玛医院、圣康达医院。其中 7 家医院项目已开工建设，3 家医院在开展土地出让及开工前准备等相关工作。

此外，一期地块上唯一 1 家公立三甲医院——复旦大学附属华山医院西院 2018 年 6 月试运营。门诊开放的诊疗科室有神经内科、神经外科，皮肤科、普外科、心内科、呼吸科、眼科、五官科等 15 个科室，日均门诊就诊病人约 500 人次；住院开放床位约 400 张，主要是神经外科、神经内科、感染科、呼吸科等 8 个科室；手术室已启用 13 间，累计开展手术 700 余台。

（二）高端诊所/医技

作为医技门诊综合平台，医技门诊大楼已经完成招租项目占总面积近80%，部分入驻项目已开始正式运营。按照规划，园区积极引入一批特色明确的专科和综合高端诊所落户该平台。2019 年 2 月，入驻医技门诊综合平台并已获机构设置申请批复或执业许可的有 7 家诊所，即：台湾悦心门诊部、美视美景眼科门诊部、新虹桥和诺门诊部、国瑞怡康国康门诊部、名医主刀凯特琳门诊部、九圣源中医门诊部、盛诺一家言诺门诊部。另外，为园区医院诊所提供集中共享医技服务的检验中心、药品中心已运营，影像中心已装修收尾，预计 2019 年第二季度分步式试运营。

（三）基础设施

医学园区一期地块内三联供能源站已正式供能，安全平稳为华山西院和医技中心大楼完成了夏季供冷，冬季供热。下沉式市政道路季乐路、园区街坊道路、环卫站、水、电、气等主要配套设施已经建成。2019 年初，闵北路北侧商业地块动迁前期准备工作进行中。

按照园区一期规划，到 2020 年末，园区将初步形成规模布局适宜、医疗特色明显的发展格局，初步建成以医疗服务为核心的高品质医疗服务业集聚区。

## 三、嘉定精准医疗与健康服务集聚区

嘉定区以精准医疗与健康服务为发展方向，全力打造"四叶草"布局的四大健康产业园，坚持特色鲜明、优势互补、错位发展，引导产业聚集和转型升级。同时，在建设健康产业园的基础上，加快健康小镇等健康服务业新载体发展，促进产城融合。

一是上海（安亭）健康医疗产业集聚区。以精准医疗为方向，细胞科技和肿瘤治疗为主要特色，重点建设三个园区——安亭健康医疗产业示范园、安亭国际精准医学园、安亭国际医疗产业园，构建四个平台——协同创新转化平台、医疗产业孵化平台、专业技术服务平台、医学人工智能研发平台，2019年将着力推进孟超肿瘤医院、细胞保存库及细胞生产中心建设，稳步推进国家肝癌科学中心搬迁工作，启动国际医疗产业园的规划工作。

二是上海（南翔）精准医学产业园。以精准医疗为特色，与复旦大学合作，拟形成从精准预防、精准诊断到精准治疗的完整产业链条，2018年11月28日正式开园。截至开园时，已引进"云检集团""复诺健""易对医""鹍远基因"等二十余家具有独角兽潜力的精准医学企业，建成精准医学公共测序服务平台、MAH平台、肿瘤免疫精准医学实验室等功能平台。2019年将启动二期项目建设，发起设立上海精准医学产业投资基金，开展复旦大学附属精准医学临床医院前期准备工作，并进一步引进优秀项目，形成高水平的"精准医学"产业化集群。

三是上海（马陆）国际健康产业园。以中医药为特色，建设包括中医医疗服务、中药科技研发、药材种植加工（藏红花等）、养生文化旅游等为一体的发展框架，2017年，注册企业达200多家，2019年将重点围绕中医药、医疗器械、特色医疗服务、特色孵化器等四大板块开展。

四是上海（嘉定工业区）生命健康产业园。在高端影像、植入介入、骨科材料、高通量测序、医药研发外包服务等方面形成了较强的行业优势。已引进了联影医疗、贝瑞和康、三友医疗、昕健医疗等40多家具有国际一

245

流、国内领先水平的高端医疗装备企业和项目，下一步，将力争初步建成上海医疗器械研发中心、创新产品制造集聚区，建成具有国际影响力的高端医疗器械产业基地。

## 四、普陀桃浦国际健康创新产业园

园区以跨界融合（医疗与健康的融合、保险与医疗健康的联动、金融与其他资源的支撑）为核心，打造"保险＋健康＋金融＋互联网"融合发展的健康新模式，旨在建成国际一流、业态集聚、功能提升、特色鲜明的高端健康服务业新地标，提升区域乃至上海健康服务高质量发展。

### （一）园区特点

跨界整合是产业园关键。产业园作为跨界融合的平台（医疗与健康的融合、保险与医疗健康的联动、金融与其他资源的支撑），实现健康多要素、资源的集聚与融合，基于高端医疗服务，打造"健康＋保险＋金融＋互联网"的健康全产业生态圈，形成现代医学模式创新、产品创新、技术创新和业态创新。

高端引领是产业园定位。基于上海"5个中心"城市定位，健康服务需求呈现多层次、多样化的特点，既有基本健康服务需求，又有高端需求。园区规划定位"高端引领"，发展国际一流、业态集聚、功能提升、特色鲜明的高端健康服务业，符合提升区域乃至上海健康服务高质量发展的客观要求。产业园坚持引入国内外最顶尖/最顶级品牌资源和前沿新技术，引领区域乃至上海市健康服务业态高质量、高品质发展。

模式创新是产业园核心。以健康服务为驱动，打造覆盖居民生命全周期的健康管理服务，满足居民针对性、个性化、延伸性健康服务需求，发挥商业健康保险机制支撑作用，探索"健康＋保险＋互联网"的服务新模式、新业态。以健康科创为驱动，构建协同高效的科技创新体系和研发创新公共服务平台，打造一批具有较强国际竞争力和影响力的健康研发创新机构，联动桃浦智创城，带动健康产业生态系统的发展。

（二）功能定位

三个定位。定位于现代健康产业集聚区，形成集聚健康保险、健康金融、健康医疗、药品和医疗器械、健康信息化等的全健康产业链生态体系，引领上海市健康产业集中、集约、集聚发展。定位于健康服务创新试验区，设立多个协同发展的健康服务创新平台，形成突破传统健康服务模式的跨界整合平台，发挥健康保险对健康产业和医疗改革的支撑和推进作用，引领健康产业的突破创新。定位于"健康上海"建设实践区，探索可复制、可推广、可持续的实践路径，成为上海建设亚洲一流健康城市的实践载体，打造"源于普陀，立足上海，辐射全国乃至国际"的健康品牌。

四大平台。高端医疗服务平台。引入国际品牌医疗机构，依托高端市场定位、商业健康保险支撑、整合内外资源、精准医疗模式，满足居民高端医疗服务需求。健康管理服务平台。打造高端家庭医生总部与健康管理总部，以家庭医生为切入，形成保险与健康的整合、全专结合、医防融合、线上和线下整合，推动"高端健康管理"服务发展。健康保险平台。打造健康保险交易平台，跨界整合健康产业多点资源，提供一站式、全方位健康保险服务，推动医疗健康与健康保险发展。健康服务支撑及商务服务平台。实现健康信息、互联网药品配送、药品注册、医疗器械等支撑产业总部经济集群式和商务联动发展，依托进口国际博览会、普陀区可复制保税区功能和保税仓库功能，打造药品器械、医疗人工智能和相关支撑产业的健康保

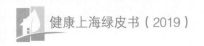

税区。

园区实现健康多要素、资源的集聚、融合,各平台、各机构具有联动、协同、融合、互补关系,环环相扣,形成健康、医疗和保险的整合创新模式。"医疗服务平台"是园区的引领、与"健康管理服务平台"实现融合,两者对"健康保险平台"既是产品孵化的依托,也是产品实施的载体;"健康保险平台"对"医疗服务平台"与"健康管理服务平台"是资源整合与机制创新的纽带;金融、互联网、信息化等则是上述平台的重要支撑。最终实现现代健康服务的完整闭环,具有"健康 + 保险 + 金融 + 互联网"的全要素产业链。

园区建设按照市统一规划部署建设,采取"一次规划、分步实施",园区分为二期建设,第一期包含 2 个阶段。园区一期第一阶段的建设周期初定为 3 年。2019 年正式启动和全面推进园区建设,预计 2020 年,园区基本建成并试运行。

## 五、徐汇枫林生命健康产业园区

2018 年,以健康科技研发和成果转化为特色,稳步推进园区建设。

### (一)对标一流产业规划,搭建一流创新平台

一是加快推进上海市医药临床科技创新平台建设。枫林集团与上实集团密切合作,全力推进"上海市医药临床科技创新平台"筹建工作;同时,枫林集团联合中科院顶级智库开展 MINI 波士顿产业规划。

二是加强协同创新,构筑产业平台。成功推进上海市临床研究伦理委员会揭牌;聚科生物园成功建成上海交通大学生物医学工程学院分子纳米医学与智慧医疗创新转化平台。

（二）推进创新创业，加强国际合作

一是初步建成国际化、专业化的"枫林国际创新中心"。枫林国际中心已与巴塞罗那生物技术园区、德国慕尼黑科技园、法国里昂生物谷等签订创业首站合作协议，瑞士巴塞尔大区经济及创新促进局等创新机构已正式入驻办公，创新企业入住率达 90%。

二是举办具有影响力的科技创新论坛和创新创业活动。与由中科院葛均波院士领衔的中国心血管医生创新俱乐部（CCI）以及复旦大学基础医学院、中科院巴斯德研究所等周边科研院校合作，举办项目路演和创新创业培训及论坛；与国家人社部合作举办 2018 创业导师走进徐汇留创园活动；与中科院巴斯德所共同举办第二届病毒感染与免疫大会；承办第 13 届"蓝色浦江论坛"；通过举办中欧医药投融资大会、中国生物样本库国际研讨会等在业内具有一定影响力的会议，将"上海枫林"品牌成功输出至全国乃至世界。

三是协同徐汇区区委办公室推进徐汇区生命健康产业政策制定。为了鼓励企业引进国外创新项目，提高生命健康产业创新活力，区商委出台《2018 年度徐汇区生命健康创新项目扶持政策》；为加快徐汇区生命健康产业发展，鼓励生物医药企业开展新产品研发创新，区商委出台《2018 年度徐汇区新药和医疗器械证后补贴政策》。

（三）提升园区创新孵化能级

徐汇软件园成功打造"汇创业"和"QHealth 智慧医疗数字平台"两家新型孵化器，蝉联"市级创业孵化示范基地"称号，并获"国家小型微型企业创业创新示范基地"称号。聚科生物园成功当选为上海科技企业孵化协会第四届副理事长单位，获上海市"创业服务类服务绩效评估"第一名、国家

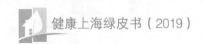

科技部火炬中心国家级科技企业孵化器评估 B 类（优良），并成功将百傲科技培育成为园区首家上海市科技小巨人企业。

（四）找准招商突破口，全力招大引强

加大综合性扶持力度。新引进海尔施、齐鲁制药销售公司（麦卡森）等企业兑付 8 批 116 家企业的综合性扶持政策。

2019 年园区将重点做好三方面工作。一是全力推进上海市医药临床科技创新平台建设。力争把上海市医药临床科技创新平台建设成为上海市重点研发与转化功能型平台。二是深化"枫林联盟"系列平台协同创新。继续加强与枫林联盟成员单位合作，推进"2+2"联动创新平台建设。深化"枫林-中山大健康产业创新转化平台"和"上海交大医工院分子纳米医学与智慧医疗创新转化平台"两个重点平台；新建"枫林-复旦大学上海医学院协同创新平台"和"枫林-中国科学院上海分院协同创新平台"两个创新平台。三是加强国际合作，促进创新孵化平台建设，重点是以国际化、专业化的要求，在基础服务、知识产权、临床资源服务、企业和资本对接方面提升枫林国际创新中心的服务功能，在已有的基础上进一步拓展与周边顶级临床资源的合作，在产业孵化上聚焦人工智能＋医疗、医疗大数据和医疗器械等重点领域。以打造专业化的精品孵化器为目标，进一步提升聚科、徐汇软件等产业园区能级。与复旦医学院、中科院上海分院建立合作关系，参考与上海交通大学生物医学工程学院的合作模式，建立协同创新的孵化模式，加强大院大所的成果转化。

## 六、上海湾区科创中心

上海湾区科创中心位于美丽的杭州湾畔——上海金山，是金山产业转型升级、创新发展的重要承载区域之一。上海湾区科创中心聚焦生命健康产业，并围绕生命健康产业的推进人工智能、环保科技和文化教育等产业，力争建设成为长三角区域创新经济发展的示范区。

2018 年，在成功纳入上海市生命健康产业"5+X"规划后，上海湾区科创中心不断整合区域产业资源，搭建优质产业发展平台，积极创建上海生命健康产业园区。（1）与上海市公共卫生临床中心签订战略合作，充分发挥上海市公共卫生临床中心丰富的医疗医学资源、专业的人才资源和强劲的科研实力，共同构建专业化产业服务体系、搭建开放式的科研平台和建设具有影响力的科技成果转化基地。围绕"五平台一基地"的打造目标，积极推进深度测序技术与生物信息技术平台、临床研究与应用平台、转基因修饰实验动物平台、细胞 GMP 生产及药物中试平台、精准医疗（组织细胞形态与功能学）平台以及小型实验基地建设，进一步吸引国内外创新企业在上海湾区科创中心落地发展，并建立相应的工作机制，帮助创新企业与投资机构及产业合作伙伴建立新型的产业生态系统；（2）与浙江清华长三角研究院建立合作，充分依托清华大学、研究院人才的技术和人才优势，深入开展生命健康等领域的院地合作及产学研工程化研发平台搭建，努力将浙江清华长三角研究院上海湾区科创中心产业园建设成为科技创新、成果转化及产业集聚的一流园区；（3）积极对接中科高研院质子治疗技术及设备制造项目、中英癌症研究中心项目等。

2019 年，上海湾区科创中心将坚持以"生命健康"为核心亮点，创新驱动，立足区域资源禀赋，科学谋划发展目标，推动各种资源要素集聚、融合、创新，探索现代健康服务业园区建设发展新模式、新机制。以上海湾区科创中心现有的物理资源湾区科创大厦为办公载体，联合上海市公共卫生临床中心，建设生命健康实验孵化基地；携手浙江清华长三角研究院，招引生命健康产业及其相关产业研发机构，实现成果转化；同时加强内部招商团队培养，增强招商人员专业水平的同时，在生命健康及围绕生命健康产业衍生的相关产业搭建新的招商平台，如食品、保健品、化妆品等专业招商平台，招引生命健康类相关企业，为众多优质生命健康企业的落户提供良好的发展环境，不断推动生命健康产业在金山做大做强，成为上海产业发展的"新名片"。

此外，崇明、杨浦、奉贤、金山等区也正结合各区特色规划各自健康服务业集聚区的发展。崇明结合世界级生态岛建设着力打造集特色医疗、高端医疗、专业康复、健康管理、养生养老、运动休闲和健康文化为一体的国际健康旅游目的地和亚洲康体疗养胜地。杨浦区利用"长阳创谷"和"创智天地"两大创新基地，积极谋划科技医疗园区和智慧医疗园区。奉贤区和金山区则利用"东方美谷"和 G60 科创走廊的区位优势，规划打造精准医疗、医学检验检查、医疗美容相关以及医药研发服务。2018 年，通过发展或规划，各园区逐步形成各具特色，错位竞争的发展态势（见表 1）。

表 1 "5+X"健康服务业集聚区发展定位和特色

| "5+X"健康服务业集聚区 | 发展定位和特色 |
| --- | --- |
| 上海国际医学园区 | 高端医疗服务、个性化医疗诊断、移动医疗 |
| 新虹桥国际医学中心 | 高端医疗和健康旅游、国家健康旅游示范基地 |
| 嘉定精准医疗与健康服务集聚区 | 依托国家肝癌科学中心、区域内中医医疗机构、联影医疗，以细胞免疫技术、肿瘤精准治疗和中医药健康服务为特色 |
| 普陀桃浦国际健康创新产业园 | 打造"保险＋健康＋金融＋互联网"健康服务生态圈，高端医疗服务、健康管理服务、健康保险及商业综合服务 |

（续表）

| "5+X"健康服务业集聚区 | 发展定位和特色 |
| --- | --- |
| 徐汇枫林生命健康服务业园区 | 以健康科技研发和成果转化为特色，临床医学研发、健康科技服务 |
| 杨浦科技智慧健康产业园 | 高科技医疗、健康养生、健康体检、智慧医疗 |
| 金山（上海湾区科创中心） | 高端医养服务、健康旅游、临床研究、运动康复、疗养休闲 |
| 奉贤（东方美谷） | 精准医疗、医学检验检查、医疗美容 |
| 松江（G60 科创走廊） | 精准医疗、医药研发服务 |
| 崇明（国际健康旅游集聚区） | 健康旅游、临床研究、运动康复、休闲养生 |

# 关于上海建立国家医疗旅游示范区的构想

刘长秋 *

医疗旅游是旅游和健康服务相结合而形成的一种市场业态，是一种新型的绿色健康产业，通常指医疗旅游者离开其居住地到其他国家或地区进行的以医疗为主要目的的旅游活动，其实质是跨境医疗服务贸易和医疗服务外包。近年来，伴随着人们健康需求的日益提高以及各个国家和地区医疗服务水平与成本差异所带来的人们就医选择可能性的增加，越来越多的人开始青睐医疗旅游，医疗旅游产业已成为全球增长最快的新兴产业之一，很多国家和地区都已经开始部署发展医疗旅游产业。在此背景下，上海作为我国改革开放的前沿阵地与国际知名的大都市，应当积极谋划建立并建设国家医疗旅游示范区，大力发展医疗旅游产业。

## 一、上海建立国家医疗旅游示范区的必要性与可行性

医疗旅游示范区建设需要充分的旅游资源与医疗卫生资源作为支撑，也需要一定的政策法律环境加以支持，其建立不仅关涉地方经济发展，也关涉国家战略的实施与推进。为此，需要建立在相应的必要性与可行性基础之

上。而在上海建立国家医疗旅游示范区则不仅具有现实必要性，而且具有很强的可行性。

（一）上海建立国家医疗旅游示范区的必要性

医疗旅游突破了传统旅游产业的边界。它以医疗服务和旅游活动为核心，融合医疗和旅游服务，拓展和延伸了传统医疗产业链及旅游产业链。医疗旅游业将医疗产业和旅游产业汇聚为一体，融合二者的部分资源，通过医疗和旅游的协同效应，产生大于单纯医疗或旅游的效益之和的经济效益。易言之，医疗旅游关联产业众多，它的发展将会带动众多相关产业的发展，产生巨大的经济效益和社会效益。就国际范围来看，很多国家把医疗旅游作为一个重要产业来加以发展，尤其是我们的亚洲近邻。日本政府将医疗旅游确定为国家支柱产业之一，以其高水平的医疗服务吸引着国内外众多医疗旅游者的目光。泰国提出打造亚洲健康旅游中心的目标并早在 2004 年，泰国政府就推出为期 5 年的第一阶段泰国医疗旅游策略发展计划；2012—2016 年，泰国政府又开始战略发展计划的第二阶段，力图让泰国成为国际医疗旅游服务中心。2003 年底，新加坡政府建立了一个专门负责"新加坡国际医疗服务业务"的官方机构，并推出大力发展医疗旅游市场的计划，目的在于使新加坡发展成为亚洲领先的医疗旅游目的地。印度也成立了国际医疗旅游委员会和医疗旅游协会，制定了一套推行医疗旅游的法规、政策、战略和计划。而马来西亚则重在打造发展医疗旅游的国家战略，并设立了"国家推动保健旅游委员会"，极力推进医疗旅游产业的发展。

医疗旅游是一种具有高带动性的产业形态。发展医疗旅游产业对于转变发展模式、拉动经济增长、稳定和扩大就业等都具有重要推动意义，对于促进和提升我国医疗卫生服务的整体水平、满足广大人民群众日益多样化的健

255

康需求和提升我国国际竞争力也发挥着积极作用。不仅如此，发展医疗旅游还能带动餐饮、住宿、交通、购物、医药和医疗器械制造、建筑等相关产业的发展。Transparency Market Research[①] 2016 年初发布的研究报告称，2019 年全球医疗旅游市场规模将由目前的 100 亿美元升至 300 亿美元；从 2013 年至 2019 年，全球医疗旅游业将保持 17.9% 的复合年均增长率。事实上，国际医疗旅游产业在海外早已成为发展成熟的产业。有研究数据则显示，2020 年，医疗健康相关服务业将成为全球最大产业，观光休闲旅游相关服务则位于第二，两者相结合将占全球 GDP 的 22%。除了中国居民比较熟悉的美国、瑞士、韩国、以色列、日本、印度等地，一些发展中国家也抓住了国际医疗旅游的机遇，据泰国研究中心数据显示，2016 年在泰国接受医疗服务的外籍病患者数量约为 320 万人次，不少患者看重的就是泰国的低价和优质医疗服务。近年来，在心脏疾病、试管婴儿、慢性肾脏疾病、糖尿病、肿瘤、抗衰等领域，泰国医疗水平甚至可以比肩欧美发达国家。国际医疗旅游已经成为推动泰国经济发展的一个重要引擎。

作为我国改革开放的前沿阵地与排头兵，上海在整个国家经济社会发展布局中居于无可替代的重要地位，发挥着极为重要作用。自改革开放以来，上海一直都是国家重大战略"实验田"之一，在推进我国对外开放以及自贸试验区建设等诸多方面都起到了先行先试的重要作用，在国家战略的地方先行先试方面积累了大量成功经验，形成了很多可以推广的范例。近年来，上海正在一直在谋求"创新驱动，转型发展"，而建立国家医疗旅游示范区无疑可以推动上海经济的转型发展，使医疗旅游成为上海经济发展的一个新增长点。

---

① 此为国外一家权威的市场调研咨询机构。

（二）上海建立国家医疗旅游示范区的可行性

1. 健康中国战略为上海建立国家医疗旅游示范区提供了政策保障

党的十九大报告明确提出，实施健康中国战略，"要完善国民健康政策，为人民群众提供全方位全周期健康服务。""支持社会办医，发展健康产业"。而中共中央、国务院印发并已经于2016年10月25日实施的《"健康中国2030"规划纲要》则提出"积极促进健康与养老、旅游、互联网、健身休闲、食品融合，催生健康新产业、新业态、新模式。……培育健康文化产业和体育医疗康复产业。制定健康医疗旅游行业标准、规范，打造具有国际竞争力的健康医疗旅游目的地。大力发展中医药健康旅游。""发展专业医药园区，支持组建产业联盟或联合体，构建创新驱动、绿色低碳、智能高效的先进制造体系，提高产业集中度，增强中高端产品供给能力"，并明确要求，加快转变政府职能，"进一步推进健康相关领域简政放权、放管结合、优化服务。继续深化药品、医疗机构等审批改革，规范医疗机构设置审批行为。推进健康相关部门依法行政，推进政务公开和信息公开。加强卫生计生、体育、食品药品等健康领域监管创新，加快构建事中和事后监管体系，全面推开'双随机、一公开'机制建设。推进综合监管，加强行业自律和诚信建设，鼓励行业协会商会发展，充分发挥社会力量在监管中的作用，促进公平竞争，推动健康相关行业科学发展，简化健康领域公共服务流程，优化政府服务，提高服务效率。"这些都为在上海建立国家医疗旅游示范区提供了宏观政策支持，有助于指导和保障上海国家医疗旅游示范区建设的顺利推进。

2. 丰富的旅游资源可以为上海建立国家医疗旅游示范区提供足够的支持

上海有丰富多样的旅游资源，且是全球闻名的旅游胜地，每年来沪旅游的人络绎不绝。上海是全球驰名的国际大都市，其国际化程度要远高于国内绝大多数大城市，其海派文化兼容并蓄，源远流长，一直吸引着国内外游客，成为国内外旅游的重要选择。上海旅游资源极为丰富，不仅具有东方明珠、迪士尼、淮海路、徐家汇、上海科技馆等极具现代化色彩的旅游景点，也有诸如城隍庙、朱家角、南京路、七宝老街等极具海派文化氛围的著名景区，还有类似中共一大会址、鲁迅公园、宋庆龄故居、周公馆等极具历史沉淀的革命旅游胜地，更有诸如崇明岛、横沙岛、淀山湖、东方绿洲等自然生态旅游区。而且，上海地处长三角的经济圈，毗邻杭州、苏州、扬州等著名旅游城市，有利于利用自身地理优势吸收更多国内外旅游者。不仅如此，肇始于1990年上海国际旅游节已经成为了上海国际旅游的一个高端品牌，每年都会为上海吸引数百万人次的游客。如此丰富的旅游资源为国际医疗旅游示范区的建立创造了良好基础。此外，未来上海将建成"四个中心"、建设全球著名体育城市以及社会主义现代化国际大都市，并将加快建设全球有影响力的科技创新中心，这些都会进一步刺激和拉动上海旅游业的发展。而且，相比于国内一些兄弟省市而言，上海在旅游服务管理方面相对比较规范，服务意识比较到位，在国内外旅游界具有比较好的口碑。这些都有利于树立上海在医疗旅游示范区方面的形象和品牌，使上海建设国家医疗旅游示范区更具有底气。

3. 高质量的医疗卫生服务使上海建立国家医疗旅游示范区具备了很好的基础

上海有丰富且较高质量的医疗卫生资源，具有国际领先的治疗技术，很多门类的医疗服务水平国内外知名，如瑞金医院的血液科、长征医院与第六人民医院的骨科、新华医院与上海儿童医学中心的儿科、上海质子重离子医院的肿瘤治疗等。上海的血液病学、内分泌与代谢病学、心血管病学、骨外科学和口腔颌面外科学等 16 个优势学科在全国处于领先地位，肿瘤免疫与癌基因组学等领域达到国际先进水平，其医疗技术与医疗服务水平在国内外有口皆碑，有很高的知名度。上海拥有多家国际联合委员会（JCI）认证的医疗机构，以及美国医学协会（AMA）认可的国际质量协会保健护理类（ISQua）认证的医疗机构。不仅如此，上海还专门在浦东设置了以开展国际医疗旅游业务为目的的国际医学园区，并即将在虹桥建成新虹桥国际医学中心。从政策层面来看，国家早已出台包括《中共中央国务院关于深化医药卫生体制改革的意见》《国务院关于建立全科医生制度的指导意见》等在内多部支持和鼓励医师多点执业的政策性文件，为上海各医疗机构的医师多点执业以做到相互间取长补短创造了条件，有利于支撑上海国家医疗旅游示范区的建立，而且上海也被国家列为首批公立医院改革试点单位，并在《上海市卫生计生改革和发展"十三五"规划》中明确提出"建设健康上海，努力向亚洲医学中心城市迈进"的总体目标。从医疗资源的配置方面来说，上海建立国家医疗旅游示范区已经具有非常好的基础和条件。

### 4. 上海在开展医疗旅游方面有大量经验支撑

在推进医疗旅游产业发展方面，上海已经做了大量工作。早于 2010 年，上海就正式成立了中外多方合作的上海市医疗旅游产品开发和推广平台（SHMTPPP），该平台由上海市东方医院领导，上海市五大部委联合支持发起，上海市发改委提供"服务业引导资金"支持，并交由中国医疗旅游公司负责构建及运营。该平台的建立拉开了上海发展医疗旅游的序幕，极大地推动了医疗旅游在上海的发展。不仅如此，上海已连续多年举办世界医疗旅游大会（WMCTE）—上海峰会、上海国际医疗保健旅游大会暨上海国际高端医疗保健服务展览会（SMTS）、中国国际医疗旅游（上海）展览会、上海国际医疗旅游展等在内的医疗旅游方面的大型国际展会或峰会，在探索和推进医疗旅游方面做了大量工作，在上海市医疗旅游产品的推广与服务的推进上具有一定的经验优势。这些可以很好地支撑上海建立国家医疗旅游示范区工作，使上海国家医疗旅游示范区建设更有底气。

### 5. 上海可以借鉴海南国际医疗旅游先行区建设的经验

在发展医疗旅游产业方面，海南省已经先行起步。2013 年起，海南在国家支持下设立了海南博鳌乐城国际医疗旅游先行区，借助博鳌亚洲论坛以及海南省国际旅游岛的品牌优势发展医疗旅游产业。6 年来，园区通过医疗技术评估的 39 个项目已在干细胞临床研究、肿瘤治疗、医美抗衰、辅助生殖 4 个方面形成产业聚集。同时，产业国际合作和交流得到强化。39 个项目中有 24 个项目引进美国、日本、德国等国家的技术合作方，6 个项目涉及港澳台资。外资总投资 60 亿元。上海完全可以借助上海国际旅游节、"五个中心建设"以及"四大品牌"等优势发展医疗旅游产业。而海南省国际医疗旅游先行区建设过程中推行的规划代立项、区域评估代单个项目评估、承诺公示制以及先行区项目落地实行一站式受理、全程跟踪服务等制度措施，作为政府简政放权的重要内容，都可以为上海所借鉴，在建设国家医疗旅游示范区方面发挥应有作用。海南的建设经验显然可以使上海在建设国家医疗旅游示范区方面有一些参考，从而少走很多弯路。

## 二、上海建立国家医疗旅游示范区的对策建议

2018 年 7 月 10 日，《上海市贯彻落实国家进一步扩大开放重大举措加快建立开放型经济新体制行动方案》（简称"上海扩大开放 100 条"）发布，

其中有多项关于医疗领域的开放政策。具体包括：探索建立来华就医签证制度争取对临床急需境外已上市且在我国尚无同品种产品获准注册的抗肿瘤新药，在上海先行定点使用；对正在开展临床试验的、用于治疗严重危及生命且在我国尚无同品种产品获准注册的医疗器械，争取在上海开展拓展性使用；将医疗器械注册人制度改革试点推广到全市，并逐步复制推广至长三角地区实施。争取取消社会办医疗机构乙类大型医疗设备配置审批，试行备案制；着力推进上海药品医疗器械检验检测机构国家层面重点实验室建设，实现检测结果国际认可；支持推广"一次进境、分批清关"等柔性入境管理模式，提高药品医疗器械通关效率；筹建内外贸一体的国际医药供应链平台。这表明，上海已经有意要打造国际医疗旅游中心。而要建立并建设上海国家医疗旅游示范区则关涉国家的医疗旅游战略与产业发展规划，既需要上海自主创新、积极争取和推进，也离不开国家的整体谋划与顶层设计，需要上海与中央共同谋划和推进。

（一）国家应大力支持上海建立国家医疗旅游示范区

就国家层面来说，在上海建立国家医疗旅游示范区，通过示范区的示范引领将发展医疗旅游的经验予以推广，可以更好地促进我国医疗旅游产业的发展，使我国尽快占据国际医疗旅游的市场高地。这显然不仅有助于推进我国经济的发展，也有助于进一步提高医疗服务的水平和质量，助推我国健康中国战略的实施及其目标的早日实现。基于此，国家应当充分考虑上海自身的优势与特长，尤其是上海在优质医疗卫生资源配置以及旅游资源方面的优势，在已经设立海南国际医疗旅游先行区且该先行区建设的经验完全可以复制和推广的情况下，支持并鼓励上海建立国家医疗旅游示范区，借助上海在国家战略中的特殊地位，发挥其在医疗旅游产业发展方面的示范效应，以此推动我国医疗旅游产业的全方位发展。为此，国务院应当在税收优惠、医疗融资渠道、医疗器械和药品进口注册审批、医疗技术准入以及境外医师执业等方面给予上海必要的政策倾斜或红利，为上海建立和建设国家旅游示范区提供有力支持。这是加快建立上海国家医疗旅游示范区的显性需要和必然选择。

### （二）上海应尽早启动并推进建立国家医疗旅游示范区的一系列工作

就上海市层面来说，上海市委、市政府应当尽早启动建立上海国家医疗旅游示范区的可行性调研、论证及规划工作。目前而言，上海医疗旅游还处于发展准备阶段。医疗旅游涉及医疗与旅游两个领域，需要医疗卫生部门与旅游部门等多个部门共同介入，只有建立专门的领导机构才能够更高效地推进，但上海还没有成立专门的医疗旅游领导机构。不仅如此，上海尽管在医疗旅游方面做了大量工作，但还缺乏长期规划，不利于上海医疗旅游的长远发展。就此而言，上海在建立国家医疗旅游示范区方面还需要有更多的行动。为此，上海需要在进行充分调研和论证的基础上，制定建立国家医疗旅游示范区的可行性方案及愿景，提出总目标、长远规划与近期计划、实现这些目标、规划与计划的步骤与措施、责任主体以及医疗旅游服务的重点领域与保障措施等。不仅如此，上海应当在《上海市贯彻落实国家进一步扩大开放重大举措加快建立开放型经济新体制行动方案》已经明确发展医疗旅游产业的基础上，及时出台诸如《上海市关于发展国家医疗旅游示范区的意见》及《上海市关于国家医疗旅游示范区的产业规划纲要》等在内的鼓励和刺激医疗旅游产业发展的政策，并在时机成熟后将这些政策上升为地方立法，以便进一步巩固和推广相关的成果，并考虑进一步在医疗卫生领域扩大对外开放，引进国际先进的医疗技术、人员等，以更好地建设国家医疗旅游示范区。

　　至于上海医疗旅游示范区的中心选址问题，笔者以为，应当充分考虑上海已有优质医疗资源的配置情况、相关医疗卫生机构的功能以及上海医疗卫生发展的整体格局与规划，充分发挥社会办医在医疗旅游产业发展中的作用。具体来说，应当以上海国际医学园区和新虹桥国际医学中心及其周边为首选。上述两地不仅交通相对便利，功能定位明确，且拥有目前上海最好的医疗卫生环境。以上述两地为首选，有助于利用上海现有基础与优势，形成国际化医疗技术服务产业聚集区，使上海国家医疗旅游示范区建设更富成效。

# "黄浦·我来赛" 引领全民健身

潘敏虹　由会贞 *

近年来，围绕打造全球著名体育城市和建设健康上海，全民健身活动蓬勃开展。为充分发挥黄浦区地域优势，不断提升群众参与全民健身的热度，努力形成具有黄浦特色的全民健身品牌大格局，目前 16 个区 "一区一品" 的区域化全民健身品牌赛事格局已初步形成，市级平台带动区级平台协同发展，上海城市业余联赛的平台越来越大，参与办赛主体越来越多，市场活力越来越强。黄浦区体育事业发展指导中心委托专业的品牌策划机构以塑造优秀品牌、彰显体育文化为导向，对黄浦区全民健身赛事活动整体设计包装，充分发挥地域优势，面向社区居民、楼宇白领、国际友人，全面升级全民健身赛事、活动、培训，以塑造优秀品牌、彰显体育文化为导向，着力打造全新的全民健身文化标识，努力形成具有黄浦特色的全民健身品牌大格局，充分展示黄浦风采、彰显海派文化，助力黄浦建设最佳营商环境。

## 一、项目概况

2019 年 "黄浦·我来赛" 的全民健身赛事共 69 场，5 大板块、36 项。

---

* 作者系黄浦区体育局工作人员。

项目包括备受白领喜爱的楼宇运动会、园区运动会，著名在华企业真人 CS、瑜伽、跳绳等，群众基础良好的广播操、广场舞、九子大赛、俱乐部乒乓球、三对三篮球、业余足球等，引领时尚前沿的台球、攀岩等；此外还新增场地高尔夫、电子竞技（王者荣耀）。黄浦区把全民健身的所有赛事、培训、体质监测都纳入"黄浦·我来赛"体系中整体运作，通过文体结合的方式，打造具有黄浦地域特点的体育运动品牌，提升影响力，让黄浦公共体育服务惠及更多人。

"黄浦·我来赛"的 LOGO 蕴含着独特的设计理念，红色的背景是黄浦版图的缩影，作为上海的心脏、窗口和名片，体现出中国共产党的诞生地无可替代的红色的基因；S 形的图案设计代表了蜿蜒的黄浦江，同时像一个运动的人形，不仅是英文"sport"的首字母，也是"赛"字拼音的首字母；"黄浦·我来赛"是沪语"我来嘞"的谐音和"黄浦我来赛"饱满激情的口号，同时也是黄浦全民健身和谐社区的运动精神。"黄浦·我来赛"的 LOGO 是一种海派文化的体现，能够激发市民参与赛事的热情，反映出黄浦文化传统和上海时代特征，又要符合黄浦区全民健身活动要求，富有号召力，能为群众接受喜爱。同时结合品牌标识设计出多款周边衍生纪念品，为标识的传播提供载体。

## 二、项目运营

### （一）项目整体运营

"黄浦·我来赛"包括特色品牌、区级联赛、市级承办、系列赛和一街一品共五大板块 69 项比赛，并将体育服务配送和体质测试等健身活动纳入品牌管理范围，实行统一推介招标。对品牌的称号、标识、整体颜色和推广应用统一标准和要求，规范赛事素材管理，确保各项赛事资料的及时性和完整度，建立官方邮箱，将每场赛事相关资料赛事现场图片、赛事现场视频、媒体宣传文稿，派专人收集与整理。基于微信公众号"黄浦运动派"搭建统一管理路径，使信息发布、赛事报名、新闻展示、参赛积分管理等功能整体实现，并对赛事活动整体应用。

（二）重点打造包装

根据2019年黄浦区健身活动特点和推广需要，对赛事级别、规模、传统等几方面进行评价，遴选出15项重点赛事，进行品牌包装全程监控、指导和服务，对重点赛事活动的宣传方案、宣传物料和新闻报道等按照品牌标准和管理要求进行审核和指导。品牌策划执行方深入活动现场对重点赛事进行活动执行的监督和管理，负责邀请相关专业媒体团队进行宣传和推广。

（三）赛事选手管理

"黄浦·我来赛"的赛事活动报名端口统一化，将"黄浦运动派"作为数据接收端，为唯一官方报名端口，实现了对参赛选手信息的系统化管理以及数据沉淀。并通过设立参赛选手积分规则，市民首先注册成为参赛者，获得具有唯一性的参赛编号，后期的每次参赛成绩都将进入系统，根据成绩计算其积分并累积。年度获得较高积分的参赛者，可享受黄浦区体育局年度体育系列优惠政策，进一步激发市民对全民健身赛事的参与热度。

（四）品牌推广宣传

"黄浦·我来赛"通过两种策略对品牌进行宣传推广，一是采用事件推广策略，邀请上海电视台、五星体育、上观新闻、劳动报、文汇网、新民晚报、上海体育、腾讯网、东方体育日报、澎湃新闻、黄浦有线和黄浦报、周到网等知名主流媒体参与报道黄浦全民健身品牌发布以及 15 场重点赛事活动，以此加强本品牌在社会上的知晓度和市民的参与度。二是采用话题推广策略，充分挖掘民间草根体育故事，对参赛明星、健身达人、赛事趣闻和体育话题等内容进行深度采访和专题报道，以此成为宣传推广全民健身品牌的新的着力点，进一步丰富其文化内涵，提升品牌形象。

（五）粉丝积累沉淀

"黄浦·我来赛"通过"黄浦运动派"微信公众号开通全民健身赛事板块，为用户提供统一的赛事报名、赛事新闻、信息发布、照片直播、参赛积分查询等入口。通过微信平台持续与参赛者互动，不仅达到了赛事品牌及时传达性和统一性，同时也大力增加了"黄浦运动派"微信公众号粉丝关注量与关注粘性，达到良好的品牌宣传效应，塑造了品牌形象。

## 三、项目影响

（一）打造全民健身品牌，拓宽赛事运营思路

国务院 46 号文件将全民健身上升为国家战略，对体育赛事的运营赋予了新的意义，体育赛事不仅仅是单纯的追求竞技技能的提升和金牌的数量，也不是简单意义上的大众体育和草根体育，体育赛事已经成为现代人生活方式的重要组成部分，是无法被取代的日常生活内容，成为了联结人与自然、人与社会的纽带，全民健身的普及是一个国家现代化程度的重要标志。因此，必须统筹推进体育赛事在体育事业和体育产业的良好互动中协同发展。黄浦区作为上海的心脏、窗口和名片，顺应历史发展趋势，打造"黄浦·我来赛"全民健身活动品牌，对上海全民健身工作的开展起到了优秀的引领和模范作用，同时也为创新全民健身活动品牌的管理运作拓宽了思路。

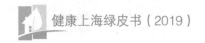

（二）提升全民健身热度，倡导健康生活方式

随着"健康中国2030"的进行，上海市政府出台《健康上海行动（2019—2030年）》，倡导健康生活方式，开展全民健身专项行动，持续推动全民健身产业的发展。全民健身是全体人民增强体魄、健康生活的基础和保障，在经济条件不断提高的条件下，越来越多的人开始改变生活方式，注重提升生活品质和身心健康，追求健康自然而然成为大众新的需求点。黄浦区所有的全民健身活动都将围绕"黄浦我来赛"来进行打造和发布，将通过陆续发布黄浦区全民赛事活动、体育服务配送和市民体质测试等相关内容，不断提升群众参与全民健身的热度，扩大社会效应，让更优质的公共体育服务惠及更广大的人群。

（三）举办特色全民赛事，丰富市民体育活动

目前，国内各类品牌赛事呈井喷式发展，在注重赛事数量的同时，更要兼顾赛事质量，打造特色赛事产品，带动新时期的全民健身发展。"黄浦·我来赛"包含的69项赛事针对社区居民、楼宇白领、国际友人等不同的群体展开，整合资源，开拓创新，打造全新的全民健身文化标识，举办全民篮球联赛、游泳救生技能大比拼、楼宇白领电子竞技比赛、弄堂运动会等具有区域特色的赛事，为全民健身产业注入新的活力，丰富了黄浦区市民的体育活动。

# 东方美谷：美丽健康产业的"硅谷"

毛金祥 *

近年来，奉贤在市委、市政府的领导下，紧紧围绕"大健康产业核心承载区"、"中国化妆品产业之都"等功能区建设，聚焦研发创新、产业集群、服务配套、人才集聚四大功能目标，着力打响"东方美谷"品牌，全面推进产业和功能性项目落实落地，加快推动奉贤美丽健康产业集聚区建设。

## 一、产业发展现状

作为上海美丽健康产业的核心承载区，东方美谷初步形成涵盖美容护肤品、香水、日化用品、保健品、生物医药等多个门类的美丽健康产业集群。截至 2019 年 1 月，全市 253 家化妆品企业中，有 73 家在奉贤，化妆品品牌达 3000 多个，产品门类基本实现全覆盖，销售产值规模占到全市化妆品行业 40% 以上。随着国家级化妆品质量监督检验中心、全国首个区级全功能商标注册受理窗口、东方美谷产业研究院、化妆品产品追溯管理云平台等功能性平台的启动运营，一条集创新、生产、销售、服务为一体的美丽大健康产业链已经基本成型，东方美谷的产业发展和辐射服务功能进一步增强。具

269

* 作者系上海市奉贤区人民政府办公室工作人员。

体表现在以下四个方面。

一是相关产业政策加快落地。根据市政府主要领导调研东方美谷期间的指示精神，奉贤与市经信委等部门密切协调，积极推动区域特色产业政策出台。2017年9月，上海市政府印发《关于推进上海美丽健康产业发展的若干意见》（沪府发〔2017〕67号文），明确了"东方美谷"的核心地位，文件包括土地、人才、制度建设等方面13条政策，对东方美谷发展给予大力支撑，并授予奉贤区"设计之都、时尚之都、品牌之都"三都示范区的称号。在2018年颁布的上海市产业地图中，奉贤东方美谷作为美丽健康产业的核心承载区在产业和投资地图中得到进一步明确和错位发展。随着这些荣誉和政策的明确，"东方美谷"在全国乃至全球范围内的定位全面升级。

二是打造国家级美丽健康产业平台。2017年初，国家发改委将"东方美谷"作为产业园区案例写入《全国美容行业发展战略规划纲要》。2017年9月20日，在奉贤区承办的中国香料香精化妆品工业协会年会上，中国轻工业联合会与中国香化协会正式将代表中国化妆品产业最高荣誉的"中国化妆品产业之都"授予奉贤。根据中轻联文件精神，作为中国化妆品产业之都，东方美谷将具体承担六大职能，具体包括：对接国际最前沿发展理念和技术；引领全国的化妆品产业发展；促进企业科技创新和新产品研发能力，推动化妆品产业转型升级；实施品牌战略，充分发挥自身综合优势，打造具有东方独特魅力的化妆品产业"硅谷"；促进区域经济发展，为我国的化妆品产业发展作出更大的贡献；完善和推进国家级化妆品检验检测机构、东方美谷研究院等公共服务平台建设，这些功能定位为东方美谷打造专业化、品牌化、国际化合作交流平台提供重要支撑。

三是社会影响力不断提升。得益于东方美谷品牌效应的扩大，"东方

270

美谷"品牌知名度、美誉度不断提升，影响力不断扩大，也得到了各级领导和业内的广泛关注。2017年，包括韩正、应勇、董云虎、廖国勋、周波等诸多市委、市政府及市职能部门领导均莅临美谷考察。法国香奈儿集团、宝诗集团，美国雅诗兰黛，日本资生堂以及包括台湾丽谷、太和彩妆，印尼金光集团等众多知名企业重量级贵宾相继来访洽谈对接。"东方美谷展示中心"2016年正式对外开放至2019年初，已接待各级领导及投资企业300余批次，接待约3000余人，且密集程度呈逐月上升趋势。在首届上海国际进口博览会后，奉贤积极承接进博会溢出效应，召开首届东方美谷国际化妆品大会，吸引了来自全球百余家世界知名化妆品企业总裁、高层等200多位行业大咖参会，东方美谷的品牌影响力和美誉度进一步提升，有力推动美丽健康产业高水平集聚发展。

四是产业集聚效应进一步显现。前期，奉贤围绕重点产业招商，着力打造化妆品、生物医药等重点产业集群，一批优质企业加快导入，成功引进全球最大的生物药研发制药一体化中心药明生物，国内第一个自主研发抗癌药PD-1单抗君实生物，以及术凯医疗、康美药业等一大批优质企业。2018年，全区71家美丽健康产业规模以上工业企业完成产值251.5亿元，同比增长15.6%，产值占全区规模工业总产值的14.6%。全年美丽健康行业企业实现税收34.7亿元，同比增长15%，东方美谷相关产业在经济指标上继续保持高速增长，为奉贤实现经济加速发展提供强劲动力。其中，生物医药行业发展尤为突出，近年来涌现出一批核心企业和重点产品，如以帝斯曼维生素、中西药业、美优制药为代表的化学原料药和制剂企业，以莱士血液、上生所、海利生物、小西生物等为代表的生物制剂企业，以凯宝药业、和黄药业、雷允上为代表的中药企业，以双鸽实业、铭源数康等为代表医疗器械和诊断试剂企业。截至2019年初，奉贤区生物医药企业总量已超过150多家，其中规模以上企业53家。2018年，53家企业实现总产值161.5亿元，占全市生物医药产业总产值近15%，是除浦东以外产值占比最大的区。

## 二、下一步发展思路

一是加快推动产业集群集聚发展。在化妆品产业方面，在已有的莹特菲勒、科丝美诗等知名化妆品企业的基础上，深化与意大利莹特丽集团、法国化妆品谷的合作，筑巢引凤，引入国际一线品牌进驻东方美谷，力争在三年内引入如欧莱雅、雅诗兰黛、资生堂等跨国公司在东方美谷设立地区总部或研发总部。同时，吸引更多相应的研发机构、服务机构及专业人才来到东方美谷，寻找到更多的商业合作、市场机遇及职业机会，形成产业内部自我强化的良性循环过程，形成产业集聚的滚雪球效应，推动区域经济的快速增长。在生物医药产业方面，深入贯彻落实上海市"促进生物医药产业高质量发展行动方案"，依托张江"医谷""药谷"等国家级健康产业基地研发资源，推进东方美谷与其形成"双谷联动"发展格局，推动生物医药、高端医疗器械等健康产业领域在东方美谷产业化，加快构建"张江研发、奉贤承接"的产业分工体系。

二是进一步完善综合配套服务。加强产业链配套功能，目前，东方美谷集团围绕企业发展需求，搭建了产业发展的"四大平台"、"八大中心"，并通过平台化产业支撑体系，推动美丽健康产业快速发展。在此基础上，要进一步完善"四大平台"、"八大中心"建设和服务功能，培育良好的产业生态，同时，要始终秉持体验式服务理念，让企业切实感受到"店小二"式的政府服务。提升公共服务配套，加快产业发展所需的居住、商业、娱乐、休闲等设施，加快产城融合发展，推动产业园区向产业社区、产业城区转变。此外，还要加大配套政策的制定和落实，进一步完善东方美谷产业相关人才、土地、金融等扶持政策，用好《关于推进上海美丽健康产业发展的若干意见》《促进上海市生物医药产业高质量发展行动方案》等重大扶持政策，加快政策落地落实。

三是持续加大招商引资力度。前期，奉贤围绕重点产业招商，成功引入全球最大生物药研发制药一体化中心药明生物项目，君实生物、术凯医疗、康美药业等一大批优质企业。在此基础上，要创新招商新模式，通过成立产业联盟、引入知名协会、搭建招商平台、联动全市资源、加大专业人才集聚等，引入能够推动产业发展的关键性资源，加快资源要素集聚带动产业发展。要依托"三大机遇、一大平台"[①]等重大战略机遇，集合奉贤当前重点推进的东方美谷园中园、汽车未来空间等产业项目，借势借力加大招商引资力度，发挥有效投资对经济增长拉动作用。

四是不断提升创新研发能力。加强产学研合作，围绕美丽健康产业，积极对接国际前沿发展理念和技术，引导高校和科研院所与企业进行紧密的产学研合作，特别是加大与辖区内华东理工大学、上海应用技术大学、上海师范大学等高校的联系合作，充分借力高校的科创优势和科研资源，与企业协同创新，提升企业技术创新和新产品研发能力。更好发挥政府投资基金、产业引导基金以及融资担保、科技创新券等多种市场化新兴工具，鼓励和引导企业开展科技创新，不断提高企业核心竞争力。同时，加快引进和培育创

---

① 即增设自贸区新片区、上交所设立科创板并试点注册制、长三角一体化上升为国家战略三大机遇以及举办进口博览会一大平台。

新研发项目，引进美丽健康产业创新团队，大力建设企业技术中心、研发中心、公共服务中心、创客空间等创新平台和载体，构建东方美谷产业发展的创新生态圈。

五是持续扩大"东方美谷"品牌影响力。结合上海打响"四大品牌"，打响"东方美谷"品牌，树立东方美谷在全国美丽健康产业领域的标杆地位。同时进一步丰富东方美谷品牌内涵，东方美谷不仅作为产业品牌，更是作为奉贤城市的综合性品牌，全面展示奉贤的产业之美、城市之美、生态之美、人文之美。要通过举办和参与国际性交流论坛、展览等活动，放大品牌效应。高水平办好东方美谷"一展一节一会"，即东方美谷国际化妆品大会、东方美谷常年展和东方美谷购物节，积极承接进博会溢出效应，借助世界化妆品大会等高端活动扩大东方美谷品牌宣传能级，扩大品牌影响力，更好为在奉企业搭建更为广泛的国际化、专业化开放合作平台。

东方美谷美丽健康产业已经成为奉贤独有的品牌，它植根于奉贤千年底蕴的"贤文化"，体现了奉贤人民在 21 世纪立足上海、面向全国、放眼世界的雄心壮志和奋斗精神。未来，东方美谷将是一个东方美丽健康产业的"硅谷"，也必将成为南上海产业经济的动脉，它将承载着中国美丽健康产业与奉贤创新转型发展的光荣与梦想，屹立在世界的东方。

# "健康徐汇"建设的特色与经验

于 宁 孙 洁 顾丽英<sup></sup>*

徐汇区是上海 8 个中心城区之一，位于上海市中心城区西南部，全境面积 54.93 平方公里，辖 12 个街道 1 个镇，有居民委员会 303 个。作为上海市经济实力较强的中心城区，徐汇区区域经济保持稳定增长，已基本形成以现代服务业、先进制造业、商贸业和房地产业为支柱的四大产业格局。2018 年徐汇区常住人口 108.44 万人，户籍人口 92.14 万人；0—14 岁人口 11.03 万人，占 11.97%，60 岁及以上人口 31.47 万人，占 34.15%。

徐汇区认真贯彻落实《"健康上海 2030"规划纲要》，积极开展健康徐汇建设工作，取得了显著成绩。居民健康水平稳步提高，人均期望寿命多年保持较高水平并持续缓慢提升。2018 年徐汇区人均期望寿命 85.3 岁，较 2010 年的 84.0 岁增加 1.3 岁，高于同期全市水平（83.6 岁）。市民体质监测结果显示，徐汇区成年人和老年人的体质达标率位列全市第一、第二。本文结合健康生活、健康服务、健康保障、健康环境、健康产业五大板块，总结归纳了健康徐汇建设过程中的主要特色与经验做法。

275

* 作者系上海社会科学院科研人员。

## 一、徐汇特色主题活动丰富多样，健康生活意识日益普及

（一）"汇健康"深入人心，全民健康教育广泛开展

一是营造健康徐汇的良好舆论环境，打造徐汇活动品牌。结合专项行动开展主题宣传。利用各类新媒体平台，宣传先进典型代表。加大健康科普新闻的报道力度，打造具有徐汇特色的健康理念教育项目。倡导多元化的健康文化生活。

二是提高健康教育的针对性和覆盖面。建立了区级健康教育素材库，每月编印"健康邻里"海报，强化未成年人健康教育。持续关注职工健康。

三是分级分类管理健康自我管理小组。将徐汇健康自我管理小组分成15个 A 级、26 个 B 级和 333 个 C 级小组。加强 A 级自管小组建设，同时开展抽样调查和展示活动。

四是无烟环境的社会共治取得成效。开展无烟理念宣传倡导，强化控烟联盟载体建设，加强控烟依法监管。

（二）"汇运动"特色鲜明，全民健身风气逐渐形成

一是组织各类全民健身展示、比赛、培训、活动与服务，形成鲜明的区域体育特色。通过举办徐汇区首届体育节、中国坐标城市定向、全民健身日、各类体育嘉年华活动以及参与 2018 年上海国际马拉松比赛，持续提升区域综合体育影响力，满足更多市民对科学健身的需求。

二是有序开展各类群体赛事，参与市民人数创新高。通过赛事开展，吸引了更多市民参与，让不同水平、不同年龄、不同需求的市民能够找到最适合自己的体育活动。

三是促进学生等重点人群体育活动。学生体质健康合格率高于全市平均水平。搭建阳光体育竞赛平台。项目入校不断普及，试点建设课外体育活动

中心。

四是开展独具特色的体育服务配送。通过近两年来指导员大比武的开展，挖掘和选拔了一批具有一定专业技能、教学能力和良好品德的体育指导员，并作为主要培训师资力量，参加区域体育培训配送进家庭、进社区、进企业的工作中。

（三）预防、督促、检查层层到位，学校健康教育扎实推进

进一步强化学生健康教育，稳步推进健康促进校创建，强化心理健康教育"一体两翼"服务体系建设，加强学生预防伤害教育，积极推进控烟宣传教育。

（四）体质监测常态化，体医结合不断完善

一是体育人才库建设持续加强，培养储备相当数量的社会体育指导员。二是市民体质监测常态化，为康复提供依据。市民体质监测每年常规进行；国民体质监测五年进行一次，徐汇作为上海的六个国家片区之一，为该项监测提供充足样本。

## 二、医疗供给提质增效，健康服务能力有效提升

（一）公共卫生服务能力进一步加强

一是公共卫生服务项目圆满完成。社区60岁以上老年人免费接种肺炎疫苗项目、第三轮"居民大肠癌筛查"均顺利完成。同时，开展基于互联网健康数据调阅的老年人健康评估和管理，为居民提供书面的健康管理报告。

二是全程闭环式管理的慢性病综合防治网络逐步形成。实施脑卒中、大肠癌和糖尿病等疾病防治一体化建设项目，加强学校卫生工作，加强口腔公共卫生工作和社区眼防体系建设，强化精神卫生服务与管理。

三是传染病预防控制平稳有效。全区传染病疫情继续保持低位，全面完成新一轮预防接种门诊规范化建设 25 家，推进重大传染病防控工作。

四是计划生育和家庭发展服务持续优化。"全面两孩"政策配套公共服务不断完善，流动人口计划生育管理与服务更加优化。

（二）全人群健康管理服务体系不断健全

一是医养结合和老年照护工作持续推进。第一，推进医养结合工作；第二，推进长期护理保险工作。加强老年照护统一需求评估员队伍建设和评估机构管理，探索评估工作的市场化运作；第三，推进"邻里汇"和"健康小屋"建设；第四，开展"徐汇区老年预防跌倒"项目；第五，完善养老服务信息化建设。

二是母婴安全保障工作不断加强。制定《徐汇区母婴保健技术服务 2018—2020 设置规划》，加强孕产妇系统保健管理，依托儿科医联体，形成儿科医联体儿童保健子项目方案，家庭发展能力建设进一步提升，在全区试点开办十家非营利和营利性托育园所，为 2 至 3 岁幼儿提供托管公共服务。

三是维护残疾人健康工作稳中有进。第一，推进康复服务网络建设；第二，做实做优各项工作；第三，有效开展康复宣传活动；第四，加强康复工作队伍建设。

（三）医疗服务供给不断提质增效

一是医疗服务体系不断完善，医联体建设全面推进。紧密型医联体运行机制不断完善。项目型医联体正式签约启动。

二是医疗资源布局优化，重大建设项目有序推进，包括南部医疗中心项目、区口腔医院项目与医疗急救分站项目。

三是社区卫生综合改革做实做细，家庭医生制度建设稳步推进。签约服务覆盖面逐步扩大。签约服务内涵不断丰富。打造"1+N+N"组合式<sup>①</sup>专家支持平台，绩效考核机制更加优化。

四是医疗质量持续改进，信息惠民有力支撑。医疗质量控制不断加强。第一，加强质控管理工作；第二，继续推进临床路径管理工作。卫生信息化支撑更加有力。第一，完善"全-专"联合信息平台支撑服务；第二，打造智慧服务；第三，建设区级社区综管数据分析平台。

（四）中医药服务能力全面提升

一是中医药服务平台和基础不断夯实。第一，加强中医适宜技术推广基地能力建设；第二，加强中医药公共卫生服务能力建设；第三，建成覆盖13家社区卫生服务中心的流派专病门诊，形成一社区一特色的优质中医药服务圈。

二是中医药服务能力和水平持续提升。第一，加强中医优势病种诊疗能力和综合服务能力建设；第二，在3家社区卫生服务中心持续实施家庭医生中医药服务示范岗项目建设，培育中医药特色家庭医生服务团队。

三是创新中医药健康管理模式。积极探索中医健康服务从社区站点延伸至邻里汇家门口，连续两年为辖区内"1+1+1"组合签约居民有序发放中医家庭健康服务包；制订《社区医养结合中医药服务包》，探索中医药服务融入本辖区老年居民"医、养、护、居、送"全程健康管理，此项目获首届"上海医改十大创新举措"提名奖。

---

① 徐汇首创"1+N+N"组团服务模式。以家庭医生为核心"1"，本院内护理、检验、康复、公卫等多个专业人员（N），和医联体内二、三级医院各专科专家（N）共同组成的医生联合体。

## 三、制度逐步健全，健康保障体系日渐完善

### （一）医疗保障制度更加健全

长护险试点工作平稳推进。第一，完善制度建设，全面督导提高质量；第二，加强监管指导，提升护理服务工作质量；第三，加强人员培训，保障护理服务安全。

医疗保障反欺诈工作力度持续加强。在区医保局的牵头下，区公安分局通过与医保、卫健、市场监管等部门紧密配合，通力协作，形成打击欺诈骗取医保基金专项治理工作的长效机制，开展了多次联合执法行动，并进一步加强了医保领域行政执法与刑事司法的衔接，有效震慑与打击了不法人员。

### （二）药品供应保障机制改革顺利推进

一是规范采购。继续推进药品阳光平台采购工作，落实药品"两票制"，开展药事管理、医药购销专项督导检查，规范药品耗材采购，促进合理使用。

二是强化监管。区属各医疗机构就建立健全药事委员会、落实处方点评工作、加强自费药品使用管理、强化药品使用信息化管理、落实医药生产经营企业接待管理等方面开展自查、督查。

## 四、从细节着手，健康环境建设稳步推进

### （一）健康城区建设深入推进，爱国卫生运动成效显著

一是徐汇健康城区建设高效有序。健康场所和健康支持性环境建设步入常态化。针对管理难点，开展十个专项行动，从各个方面保障健康城区建设深入推进。"五违四必"环境综合整治及无违建居村（街镇）创建指标高出

全市目标。低碳理念融入规划设计。徐汇滨江市民健身步道的建设，与景观绿化融为一体，空间环境和景观格局交相呼应，被市民誉为"魔都最美跑步圣地"。

二是爱国卫生整治与宣传有序开展。爱国卫生月主题聚焦，病媒生物防制工作机制在实践中不断完善，实事项目与主题活动获得较高满意度。

三是市容环境整体水平有所提高。深化门责管理制度，推进摊亭棚专项治理，建立店招店牌管理机制，开展空中坠物安全隐患专项整治。

四是绿化环境的创建与管理走向高品质、精细化。徐家汇商圈整体绿化品质显著提升，绿化特色道路建设逐步推进，绿化景观精细化管理不断完善，构建绿化市容大数据采集整合分析平台，公园管理不断强化。

**（二）分级分类精细化，健康环境问题得到有效治理**

一是大气、水、土壤等各类专项防治有序推进。全年细颗粒物（$PM_{2.5}$）和空气质量指数（AQI）优良率年均值两项考核指标均达到上海市清洁空气行动计划（2018—2022年）中截至2020年的考核目标值，水质改善初见成效，河道黑臭基本消除。

二是垃圾分类工作取得显著成效。在居民区垃圾分类、单位垃圾分类、菜场垃圾分类、垃圾分类收运等各方面全面覆盖、精准对接、严格管理。

三是环卫保洁管理日趋精细化，包括保洁作业精细化、渣土管理精细化。

**（三）全流程、全方位监管，食品药品安全更有保障**

一是持续推进食品安全保障。建立食品安全目标管理工作机制，加大投入，资源保障到位，全面落实人员保障、经费保障、设备保障。

二是深入推进食品安全监管。实施"九宫格"分类监管；开展"全项

281

查"深度体检；多线协同，实现无证清零；细化餐厨废弃油脂管理；做强市场监管云平台，实现"AI+食品监管"；加大管控力度，规范市场。

三是夯实食品安全诚信。加快"放心工程"建设，深化食品安全追溯体系建设，举办食品追溯管理员培训班，明确责任到人，确保措施到位。

四是创新食品安全群防共治。发动社会力量广泛参与；严控网络订餐安全风险；开辟食品安全新阵地，在"徐汇市场监管"公众号上创新建立全市首家线上食品安全科普站。

五是加大力度，完善药品和医疗器械不良反应/事件监测的常态化机制。

六是监管创新，制定药品零售企业安全监督区级标准。

（四）风险管控能力提升，公共安全体系不断巩固

一是完善隐患排查治理体系，实现闭环管理。二是建立安全风险分级管控体系。三是打击安全生产违法违规行为。四是强化安全生产执法检查与社会化服务。五是提高安全生产基础保障能力。六是提高突发事件应急能力。七是职业健康工作常抓不懈。八是探索"交警+医生"的全新宣讲模式，促进道路交通安全。

## 五、着眼服务能级与研发水平，健康产业迅速勃兴

（一）聚焦融合发展为特色的生命健康产业

从产业链的上游（研发）、中游（转化）和下游（产品和服务）完善老龄健康、精准医疗、新型医用材料及医疗器械等全产业链的布局。积极推进移动医疗健康服务，鼓励发展移动医疗慢病云平台系统建设，加快形成国内最大的区域个人健康信息数据库。

## （二）关注中医药健康服务业勃兴

一是中医适宜技术<sup>①</sup>在更大范围推广，建立适宜技术师资管理制度。二是民营中医医疗机构已逐步成为中医特色医疗服务体系的重要补充力量。三是中医药人才建设常抓不懈，开展第二轮"名中医师带徒培养计划"，人员队伍愈加完善。四是延长中医药健康服务产业链，发展跨行业的产业整合。

## （三）构建生命健康专业化、国际化的创新生态

一是营造专业化、国际化的创新氛围。初步建成"枫林国际创新中心"，举办具有影响力的科技创新论坛和创新创业活动。二是推动生命健康领域创新研究和成果转化。三是整合各类专业力量，构建生命健康创新生态。积极推进各类平台建设，开展生命健康创新项目实施，筹划推进枫林联盟实体化运作。四是不断提升专业园区的创新孵化能级。枫林生命健康产业园成功纳入上海五大健康医疗服务业核心园区。徐汇软件园成功打造"汇创业"和"QHealth智慧医疗数字平台"两家新型孵化器，打造具备"空间、政策、资本、服务"四大元素的创新创业生态系统，成功推动6家企业上市。聚科生物园将百傲科技培育成为园区首家上海市科技小巨人企业。

## （四）体育产业规模较快增长，全面健康与全面健身趋向融合

以徐家汇国家体育产业示范基地建设为引领，大力建设徐家汇体育公园市级公共体育活动集聚区和滨江市民健身活力区，不断引入国际化体育精品赛事，培养市民健身习惯，推动全面健康和全面健身融合。体育产业规模保持较快增长。

---

① 中医适宜技术通常指安全有效、成本低廉、简便易学的中医药技术，也称为"中医传统疗法。"

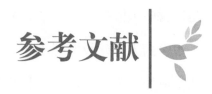

参考文献

［1］闫建军等：《医药卫生体制改革与上海健康保险交易所设立构想》，社会科学文献出版社 2015 年版。

［2］习近平：《决胜全面建成小康社会，夺取新时代中国特色社会主义伟大胜利——在中国共产党第十九次全国代表大会上的报告》，人民出版社 2017 年版，第 48 页。

［3］郭修金：《休闲体育与休闲城市建设互动关系研究——以杭州、上海、成都为例》，《南京体育学院学报》（社会科学版）2011 年第 5 期。

［4］陈亚红、孙遇春：《上海医疗旅游产业的经济效益分析与产业链构建》，《经济论坛》2011 年第 5 期。

［5］郭修金：《休闲城市建设中休闲体育时空的调控设计与规划整合——以杭州、上海、成都为例》，《上海体育学院学报》2013 年第 2 期。

［6］贾同英、杨丽、郑培永、刘军、张薇薇、张薇、李国红、郑玮杰：《上海市级医院日间手术发展的影响因素研究》，《中国医院》2015 年第 4 期。

［7］陈建平、赵蓉、杨丽、郑培永、杨佳泓、杜宁、李国红、刘军、贾同英、张薇薇：《上海市级医院日间手术发展的实践与思考》，《中国医院》

2015 年第 4 期。

［8］高解春、杨佳泓、刘军、杜宁、杨丽、郑培永、赵蓉、张薇:《日间手术的内涵及适宜范围研究》,《中国医院》2015 年第 4 期。

［9］秦艺芳、马本江:《非对称信息条件下保险交易契约设计理论综述》,《保险研究》2015 年第 1 期。

［10］高善强等:《美国健康保险交易机构改革评估》,《中国医学创新》2016 年第 15 期。

［11］周毅刚、王孟:《城市休闲体育发展空间研探》,《体育文化导刊》2017 年第 5 期。

［12］刘琨:《直击保险交易领域信息不共享、不对称等痛点,上海保交所的这个创新走在全球前列》,上观新闻 2017 年 9 月 1 日。

［13］林朝晖:《国外绿道休闲运动场所建设经验及其启示》,《体育学刊》2018 年第 6 期。

［14］高晓薇:《城市公园与休闲体育发展的互动关系研究》,《白城师范学院学报》2018 年第 6 期。

［15］中国再保险(集团)股份有限公司等:《一区、双块、多链、全程区块链技术助力创新再保险交易流程》,《上海保险》2018 年第 7 期。

［16］宋欣阳:《上海推进医疗旅游发展战略研究》,《科学发展》2018 年第 12 期。

［17］贺蔚杰:《城市健身步道使用者公共服务需求探究——以奥林匹克森林公园为例》,《现代商业》2018 年第 17 期。

［18］单凤霞、郭修金:《生态文明:城市休闲体育发展的必然选择》,《体育学研究》2019 年第 1 期。

［19］中共中央国务院：《"健康中国 2030"规划纲要》，2016 年 10 月 25 日。

［20］中共上海市委、上海市人民政府：《"健康上海 2030"规划纲要》，2017 年 9 月 27 日。

［21］内部资料：《黄浦区滨江公共空间实施优化规划设计》，2016 年。

［22］上海市环境保护局：《上海市环境统计年报》，2017 年。

［23］上海市人民政府：《上海市贯彻落实国家进一步扩大开放重大举措加快建立开放型经济新体制行动方案》，2018 年 7 月 10 日。

［24］上海市浦江办：《黄浦江两岸地区公共空间建设三年行动计划（2018—2020 年）》，2018 年 10 月 12 日。

［25］上海市生态环境局：《2018 上海市生态环境状况公报》，2019 年 6 月 3 日。

［26］国务院：《关于实施健康中国行动的意见》，2019 年 7 月 15 日。

［27］上海市人民政府：《关于推进健康上海行动的实施意见》，2019 年 8 月 29 日。

［28］中国银行保险监督委员会官网公布的统计数据 http://bxjg.circ.gov.cn/。

［29］上海银保监局网站统计数据 http://shanghai.circ.gov.cn/web/site7/。

［30］上海保险交易所的官网 https://www.shie.com.cn/。

**图书在版编目(CIP)数据**

健康上海绿皮书.2019/王玉梅,杨雄主编.—上
海:上海人民出版社,2019
ISBN 978-7-208-16244-0

Ⅰ.①健… Ⅱ.①王… ②杨… Ⅲ.①医疗保健事业
-研究报告-上海-2019 Ⅳ.①R199.2

中国版本图书馆 CIP 数据核字(2019)第 277923 号

**责任编辑** 罗俊华
**封面设计** 夏 芳

**健康上海绿皮书(2019)**
王玉梅 杨 雄 主编

出 版 上海人民出版社
      (200001 上海福建中路 193 号)
发 行 上海人民出版社发行中心
印 刷 上海商务联西印刷有限公司
开 本 787×1092 1/16
印 张 18.5
插 页 4
字 数 220,000
版 次 2020 年 1 月第 1 版
印 次 2020 年 1 月第 1 次印刷
ISBN 978-7-208-16244-0/R·65
定 价 68.00 元